U0265491

药师处方审核培训系列教材（案例版）

静脉用药处方审核要点

广东省药学会　　组织编写

总　主　审　郑志华（广东省药学会副理事长兼秘书长）
　　　　　　魏　理（广东省药学会药物治疗学专委会副主任委员）
总　主　编　吴新荣（广东省药学会药物治疗学专委会名誉主任委员）
　　　　　　王若伦（广东省药学会药物治疗学专委会主任委员）
副总主编　刘　韬（广东省药学会药物治疗学专委会副主任委员）
　　　　　　王景浩（广东省药学会药物治疗学专委会副主任委员）
　　　　　　郑锦坤（广东省药学会药物治疗管理专家委员会副主任委员）
主　　审　金伟军
主　　编　王景浩　苏健芬

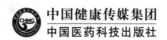

中国健康传媒集团
中国医药科技出版社

内 容 提 要

药师是药学服务的专业力量，是人民群众合理用药的重要保障，而处方审核是药师主要工作内容。本书分为三章，主要包括静脉用药审方依据、静脉用药配伍稳定性及配伍变化、各类静脉用药审方要点。从处方审核的各个角度出发，通过案例及处方分析，诠释审方中容易出现的问题，并提出解决方式。书中设置了案例分析和模拟试卷，将学习与实用相结合，对药师日常的处方审核工作具有切实的指导意义，可尽快提升药师的审方能力和技巧。适合各级医疗机构及药店药师使用。

图书在版编目（CIP）数据

静脉用药处方审核要点 / 王景浩，苏健芬主编.
北京：中国医药科技出版社，2024. 12. --（药师处方审核培训系列教材：案例版）. -- ISBN 978-7-5214 -5143-6

Ⅰ. R944.1

中国国家版本馆 CIP 数据核字第 2024AJ5184 号

美术编辑　陈君杞
版式设计　友全图文
出版　**中国健康传媒集团** | 中国医药科技出版社
地址　北京市海淀区文慧园北路甲 22 号
邮编　100082
电话　发行：010-62227427　邮购：010-62236938
网址　www.cmstp.com
规格　710×1000 mm $^1/_{16}$
印张　16
字数　268 千字
版次　2025 年 1 月第 1 版
印次　2025 年 1 月第 1 次印刷
印刷　大厂回族自治县彩虹印刷有限公司
经销　全国各地新华书店
书号　ISBN 978-7-5214-5143-6
定价　**65.00 元**

获取新书信息、投稿、为图书纠错，请扫码联系我们。

编 委 会

陈明浩（暨南大学附属第一医院）

陈康娜（中山大学附属第五医院）

陈淑华（广州医科大学附属番禺中心医院）

钟慧婷（暨南大学附属第一医院）

郭新铭（中山大学附属第五医院）

章　正（暨南大学附属第一医院）

梁小娜（暨南大学附属第一医院）

写给读者的话

亲爱的读者们：

在这个医疗健康领域发展日新月异的时代，我们自豪地呈献给您——《药师处方审核培训系列教材（案例版）》；它既是广大药师对自身角色定位和转变的深刻理解，更是药学服务与实践经验的无私分享。

随着"健康中国"战略的深入推进，医疗卫生服务体系正经历着一场深刻的变革。药师，已从传统的调剂小角色，转向以患者为中心、提供全方位药学服务的新身份，成为人民大众安全、合理用药的重要守护者。

2018年，国家卫生健康委员会办公厅等联合发布的《医疗机构处方审核规范》，将广大医院药师确定为处方审核工作第一责任人，赋予了我们新的使命。这不仅是对药师专业地位的认可，也对药师服务水平提出了更高要求。

在这样的大背景下，广东省药学会及时顺应国家政策导向，满足药师同仁的迫切需求，率先在全国开展"处方审核能力"培训工作。自2018年7月开办全国第一个"审方培训班"起，我们先后组织了由资深药师组成的师资团队、出版了标准的"培训教材"、构建了系统的处方审核培训体系，在全省乃至全国范围内，开展了全方位、多模式处方审核培训。同时，为了满足基层特别是边远地区广大药师的审方培训需求，我们还开辟了线上培训渠道。截至2024年8月，已为全国各省市培训了超过20000名合格的审方药师，约占我国医院药师总人数的4%。基于我们审方培训项目的规范性、实用性，培训效果得到业界充分认可，深受广大药师欢迎，被亲切称为"广式审方培训"。经过培训的药师成为各地、各单位的审方骨干乃至培训老师。

为了规范和引领处方审核培训项目的深入开展，广东省药学会相继发布了《广东省药师处方审核能力培训标准》《处方审核标准索引》（2023年更新），并出版了国内首部审方教材《药师处方审核培训教材》以及配套的《临床处方审核案例详解丛书》。

在历时5年2个月、累计45期线下审方班以及药师自发的线上学习教学实践中，我们的培训专家们收集了大量宝贵的问题处方案例，这些案例对于提升审方药师的处方分析能力和技能具有重要的参考价值。因此，广东省药学会组织了各大医院的专业团队，在处方审核理论丛书的基础上，结合丰富的实战经验，增加了更多、更有代表性的典型案例分析和练习试题，共同编写了这套《药师处方审核培训系列教材（案例版）》。

本套教材可以当作《药师处方审核培训系列教材》的延伸学习材料，内容广泛而全面，实用性强。它不仅介绍了药师审方工作所涉及的法律、法规，审方药师的职责、规范的操作流程，审方所需的检索工具；还概述了各类系统疾病的药物使用原则、不同给药途径、不同应用类别药物的药理、药效学理论；更重要的是，陈述了案例的客观资料，总结了案例特征，并以药品说明书为基础，结合相关"指南"或"专家共识"，全面系统地分析了处方中药物使用的合理性及存在的问题。并列举了各类具有代表性的处方审核真实案例，对案例进行了问题提出、处方分析、干预建议的首创"三步式案例教学"，力求做到科学、规范、实用，真正做到给读者"授人以渔"的师者用心。

书中还提供了大量练习题，并附上答案。通过学习，能够使一线药师得到现场培训的效果，从而更有针对性地提升了药师独立学习、分析问题以及解决问题的思维和实战技能，使他们成为审方骨干。这种理论和案例充分结合的编写模式，也是本丛书的一大特色。

习题集中的不少案例来源于参加国内和广东省内举办的各期审方药师培训班的优秀学员在作业练习中提交的真实案例，具有很高的实用参考价值。在此，我们对所有贡献智慧和经验的学员表示衷心的感谢！

此外，本书也可作为临床药师、临床医师（特别是基层医疗机构年轻的医务人员）、护士、临床药学专业学生的宝贵参考资料。

我们深知，基于医药科技的迅猛发展和编者的知识、能力所限，本丛书所述的案例及机制分析可能存在滞后情况，有些案例的分析和干预建议可能存在一定程度的主观性和局限性。在此，恳请医药学界的专家和广大读者不吝赐教，提出宝贵的批评和指正，以便我们在再版修订时改进、完善。

最后，感谢您选择《药师处方审核培训系列教材（案例版）》。我们承诺，将继续致力于提供高质量的药学教育资源，以支持药师队伍的成长和药学服务水平的提升。

总编组

前　言

尊敬的读者们：

在医疗实践中，静脉用药因其直接进入血液循环迅速发挥药效的特点，成为临床重要的给药方式之一。然而，这一高效治疗方法虽然为临床治疗提供了强有力的支持，但其固有风险也不容忽视。相较其他给药方式，静脉用药存在配伍禁忌、药液配制、药物稳定性及发生输液反应等问题。在现今日益关注医疗安全的时代，提高静脉用药的安全性显得尤为重要。因此，组织编写了《静脉用药处方审核要点》一书，期望能为广大药师进行静脉用药医嘱审核提供参考，保证静脉用药的有效性及安全性。

本书的编写，汇聚了众多药学专家的智慧和经验，旨在通过理论讲解与案例分析相结合的方式，为药师进行静脉用药医嘱审核提供指引。由于在临床实践中，影响静脉合理用药的因素众多，包括患者自身因素、药物及给药途径的选择、溶媒配伍、药液配制、药物相互作用、用药顺序等，每一步都至关重要。因此，本书就上述因素深入分析，提炼静脉用药医嘱审核的关键点，为一线药师进行静脉用药医嘱审核提供思路。

在内容设计上，本书采用先总论后各论的形式进行编写。首先对静脉用药审核的依据、原则及相关指南进行汇总及解析，为药师开展医嘱审核工作提供依据。其次，我们从患者因素、药物因素及环境因素等，对影响静脉用药合理使用的各要素进行解析，提炼审核关键点。最后，本书针对肠外营养、抗肿瘤药物、抗感染药物、质子泵抑制剂、糖皮质激素、血液制品及中药注射剂等临床使用频率较高的几类药物进行专题讲解，提炼总结了各类药物的审核要点。除了理论讲解外，本书还提供了大量的案例分析，希望通过这些案例的分享，加深读者对相关知识点的掌握及理解，从而提高静脉用药的安全性和有效性。同时，我们也鼓励读者在阅读本书后，能够将所学知识应用到实际工作中，不断总结和反思，以实现个人专业技能的提升。

药师作为处方审核的第一责任人，面对静脉用药面临的诸多风险与挑战，药师应不断提升专业能力，始终以严谨、负责的态度进行静脉用药医嘱审核，更加自信、更加专业地为患者服务，守护针尖上的安全。

感谢所有为本书付出努力的专家及朋友们，是你们的智慧和经验造就了这本书的丰富内涵。在此，我们向所有支持和帮助过本书的朋友们表示最诚挚的感谢。最后，我们衷心希望，本书能够成为您工作中的良师益友，帮助您在静脉用药领域不断成长与进步。

愿这本书能够成为您职业生涯中的一盏明灯，照亮您前行的道路，温暖您的心灵。

此致

敬礼！

编　者

2024年11月

目　录

第一章　静脉用药审方依据

第一节　处方审核相关法律法规

一、《中华人民共和国药品管理法》

1984年最初版的《中华人民共和国药品管理法》尚未对处方调配审核作出规定。

2001年发布的《中华人民共和国药品管理法》第二十七条规定，医疗机构的药剂人员调配处方，必须经过核对，对处方所列药品不得擅自更改或者代用。明确调配处方必须经过核对，虽然尚未使用"审核"这个概念，意思是接近的。2002年发布的《中华人民共和国药品管理法实施条例》第二十五条规定，医疗机构审核和调配处方的药剂人员必须是依法经资格认定的药学技术人员。明确了处方审核的人员必须是药学技术人员。

2019年第二次修订发布的《中华人民共和国药品管理法》（简称《药品管理法》），第六十九条规定，医疗机构应当配备依法经过资格认定的药师或者其他药学技术人员，负责本单位的药品管理、处方审核和调配、合理用药指导等工作。从法律层面明确提出了处方审核这个概念。

二、《处方管理办法》

2007年发布的《处方管理办法》对处方审核进行了明确的要求。第二条规定，本办法所称处方，是指由注册的执业医师和执业助理医师（以下简称医师）在诊疗活动中为患者开具的、由取得药学专业技术职务任职资格的药学专业技术人员（以下简称药师）审核、调配、核对，并作为患者用药凭证的医疗文书。处方包括医疗机构病区用药医嘱单。在处方定义中明确了处方审核的主体是药学专业技术人员。第三十一条规定，具有药师以上专业技术职务任职资格的人员负责处方审核、评估、核对、发药以及安全用药指导；药士从事处方调配工作。进一步明确了处方审核的人员资格。第三十五条规定，药师应当对处方用药适宜性进行审核，审核内容如下。

（1）规定必须做皮试的药品，处方医师是否注明过敏试验及结果的判定。

（2）处方用药与临床诊断的相符性。

（3）剂量、用法的正确性。

（4）选用剂型与给药途径的合理性。

（5）是否有重复给药现象。

（6）是否有潜在临床意义的药物相互作用和配伍禁忌。

（7）其他用药不适宜情况。

三、《医疗机构药事管理规定》

2011年颁布的《医疗机构药事管理规定》要求医疗机构对医师处方、用药医嘱的适宜性进行审核。要求药学专业技术人员严格按照《中华人民共和国药品管理法》《处方管理办法》、药品调剂质量管理规范等有关法律、法规、规章制度和技术操作规程，认真审核处方或者用药医嘱，经适宜性审核后调剂配发药品。

四、《医疗机构处方审核规范》

2018年发布的《医疗机构处方审核规范》更是对处方审核进行了全面的规范。该规范对处方审核的定义、执行范围、基本要求、依据和流程、审核内容、质量管理以及培训作了详尽的规定。

五、《静脉用药集中调配质量管理规范》

关于静脉用药审方，相关的法规有2010年发布的《静脉用药集中调配质量管理规范》，规范对静脉用药处方或医嘱审核提出了明确的要求，包括人员、审核内容、审核规程等。在人员资质上，规范中要求负责静脉用药医嘱或处方适宜性审核的人员，应当具有药学专业本科以上学历、5年以上临床用药或调剂工作经验、药师以上专业技术职务任职资格。在审核内容上，规范中要求药师应当按《处方管理办法》有关规定和《静脉用药集中调配操作规程》，审核用药医嘱所列静脉用药混合配伍的合理性、相容性和稳定性，对不合理用药应当与医师沟通，提出调整建议。对于用药错误或不能保证成品输液质量的处方或用药医嘱，药师有权拒绝调配，并作记录与签名。

六、《中华人民共和国医师法》

2021年发布的《中华人民共和国医师法》第二十九条规定，医师应当坚持安全有效、经济合理的用药原则，遵循药品临床应用指导原则、临床诊疗指南和药品说明书等合理用药。在尚无有效或者更好治疗手段等特殊情况下，医师取得患者明确知情同意后，可以采用药品说明书中未明确但具有循证医学证据的药品用法实施治疗。医疗机构应当建立管理制度，对医师处方、用药医嘱的适宜性进行审核，严格规范医师用药行为。

第二节　静脉用药相关临床指南及专家共识

一、《静脉用药调配中心建设与管理指南（试行）》

国家卫生健康委办公厅2021年12月发布《静脉用药调配中心建设与管理指南（试行）》，明确指出药师是用药医嘱审核的第一责任人，应当按照有关规定审核静脉用药医嘱，干预不合理用药，保障用药安全。药师在静脉用药集中调配工作中，应当遵循安全、有效、经济、适宜的原则，参与静脉用药使用评估，为医务人员提供相关药品信息与咨询服务，宣传合理用药知识。

指南中对医嘱审核规程作了说明，并对危害药品、肠外营养液医嘱的审核进行了特别的强调。相对于普通药品，危害药品的使用在适应证、用法用量、用药禁忌及超说明书用药中要求更加严格，无用药指征时不得使用，以免对患者造成伤害。

二、《临床静脉用药调配与使用指南》

2010年出版的《临床静脉用药调配与使用指南》主要分三部分：①静脉药物剂型、调配和治疗中易发生的问题与解决对策；静脉用药调配的稳定性与配伍禁忌；静脉药物治疗的特点与意义、治疗原则、输液滴速；静脉用药药代动力学论述；静脉用药不良反应及其防治；②抗感染类、抗肿瘤类、肠外营养类、与静脉输液相关的其他类常用静脉药物，以及用于静脉输液治疗的中药注射剂等临床使用指南；③静脉用药调配质量管理规范等。该书全面系统介绍静脉药物相关的知识点，对提高静脉药物审方能力极具参考价值。

三、《临床静脉用药调配方法与配伍禁忌速查手册（第2版）》

2021年12月出版的《临床静脉用药调配方法与配伍禁忌速查手册（第2版）》，介绍了目前医院常用静脉注射剂的溶媒选择、调配方法、滴速、忌配伍药物、注意事项等信息，以表格方式罗列，简单、明了。该书主要参考了药品说明书、《陈新谦新编药物学》（第18版）、《马丁代尔药物大典》（原著第37版）、《静脉给药安全与处方审核关键要素》《临床静脉用药调配与使用指南》等资料，在第1版的基础上，结合我国临床用药实际情况进行了修订，删除了无静脉输液给药方式以及临床基本不使用的药物，新增了临床应用广泛的新药，如抗肿瘤和免疫靶向药物等；在"忌配伍药物"栏，对于"建议单独使用"的药物，增加了前后两组输液连续静脉滴注时需要冲管的药物提示，更具科学性和实用性。

四、《肠外营养临床药学共识（第二版）》

广东省药学会于2017年4月18日印发《肠外营养临床药学共识（第二版）》，该共识对指导肠外营养审方有重要参考价值。共识附录1列出的全营养混合液（TNA）中各参数估算公式，可帮助审方药师对肠外营养各指标进行计算。共识对TNA医嘱审核内容作了指引，包括评估稳定性和相容性、营养成分选择和配比、液体量和渗透压、药理营养成分的作用、药物与营养成分的相互作用。

五、《静脉铁剂应用中国专家共识》

中华医学会血液学分会红细胞疾病（贫血）学组于2019年发布了《静脉铁剂应用中国专家共识》，该共识对常用静脉铁剂的适应证、用法用量等进行了详细的阐述，对合理使用静脉铁剂具有科学指导意义。

第三节　静脉用药审核原则

一、静脉用药医嘱审核规程

《静脉用药调配中心建设与管理指南（试行）》附件3"静脉用药集中调配操作规范"确定了审核医嘱的操作规程。药师审核医嘱，应当遵循安全、有效、经济、适宜的原则，参与静脉用药使用评估。具体要求如下。

1. 按照《药品管理法》《医疗机构处方审核规范》有关规定执行。

2. 审核静脉用药医嘱注意事项。

（1）评估静脉输液给药方法的必要性与合理性。

（2）与医师紧密协作，遵循药品临床应用指导原则、临床诊疗指南和药品说明书等，对静脉用药医嘱的规范性进行审核，特别是抗肿瘤药物静脉输液的拓展性临床使用必要性与适宜性。

（3）审核静脉用药医嘱的合理性、相容性和稳定性；溶媒的选择与基础输液用量的适宜性。

（4）危害药品用药医嘱的审核要求如下。

1）危害药品：危害药品指能产生职业暴露危险或者危害的药品，即具有遗传毒性、致癌性、致畸性，或对生育有损害作用以及在低剂量下可产生严重的器官或其他方面毒性的药品，常见的包括肿瘤化疗药品和细胞毒药品。为防止危害药品误用产生的严重后果，参考中国医药教育协会发布的《医疗机构高警示药品风险管理规范（2023版）》，建议静脉用抗肿瘤药物均应纳入高警示药品目录（A级风险），进行重点监护和管理。

2）危害药品用药医嘱的审核应按照附件3"审核用药医嘱"有关规定执行。

3）审核用药医嘱应特别关注以下几点。

A. 审核选用药品与患者临床诊断是否相符，有无禁忌证。

B. 应根据患者体表面积或肝肾功能计算药品剂量是否适宜。

C. 对需要进行抗过敏预处理或水化、碱化治疗的，核查是否有相关预处理的用药医嘱。

（5）审核肠外营养用药医嘱是否适宜准确。需要评估以下内容（成人用量）。

1）每日补液量控制，一般按以下原则计算：第一个10kg，补100ml/kg；第二个10kg，补50ml/kg；超过20kg，补20ml/kg；发热患者超过37℃，每升高1℃一般宜每日多补充300ml。

2）糖脂比：1～2：1；热氮比：100～200：1。

3）不推荐常规加入胰岛素，必须加入时按照10g葡萄糖：1U胰岛素加入。

4）电解质限度：一价阳离子（Na^+、K^+）不超过150mmol/L；二价阳离子（Ca^{2+}、Mg^{2+}）不超过10mmol/L。

5）丙氨酰谷氨酰胺应与至少5倍体积的载体混合。

二、静脉用药医嘱审核内容

1.形式审查 包括合法性审核及规范性审核。

（1）合法性审核 处方/医嘱有效性、医师执业资格、处方类别、医师处方权限、医师签名等。

（2）规范性审核 用药处方/医嘱，包括患者姓名、住院号、病房（区）、床号、性别、年龄、体重或体表面积等。

2.分析鉴别临床诊断 临床诊断与处方或医嘱所选用药品是否相符。

3.处方药品正确、适宜性 确认静脉用药物的品种、规格、给药途径、用法、用量的正确性与适宜性，防止重复给药。

4.药物相互作用、配伍禁忌 确认静脉药物配伍适宜性，分析药物相容性与稳定性。

5.溶媒 这是静脉用药的特点，多数药物需要使用溶媒进行溶解，确认选用溶媒的适宜性（溶媒品种、用法、用量）。

6.药物皮试、不良反应 患者的药物过敏史，确认药物皮试结果、药物严重或者特殊不良反应等重要信息，以防患者用药后出现严重后果。

7.特殊人群选择药物及用量适宜性。

8.其他 静脉输注的药品给药速度的适宜性等；需与医师进一步核实的任何疑点或未确定的内容。

9.静脉用抗菌药物医嘱审核

（1）严格掌握抗感染药物适应证、禁忌证。

（2）是否按照《抗菌药物临床应用指导原则》、药物抗病原微生物药效学、药动学特点选择用药。

（3）抗菌药物联合用药适宜性，抗菌药物局部应用有无指征。

（4）预防应用抗感染药物有无指征，药物选择是否合理，时机、疗程是否合适。

（5）是否执行抗菌药物分级管理制度规定。

10. 静脉用抗肿瘤药物处方审核

（1）是否有使用静脉化疗药物的指征。

（2）根据患者的体重、体表面积、年龄、肝肾功能和其他生理信息进行用药量的计算与核对。

（3）审核化疗方案是否给予化疗所需的辅助药物，如预处理，水化，膀胱保护等。

（4）联合用药时给药顺序是否合理。

（5）方案执行时间，长期化疗用药医嘱审核时需要关注医嘱已执行到第几天，防超时间用药。

（6）是否存在超说明书用药。

11. 中药注射剂医嘱审核 针对中药注射液临床应用中存在的问题，在《中药注射剂临床使用基本原则》（卫医政发〔2008〕71号）中，提出中药注射剂临床应用7条原则。

（1）选用中药注射剂应严格掌握适应证，合理选择给药途径。能口服给药的，不选用注射给药；能肌内注射给药的，不选用静脉注射或滴注给药。必须选用静脉注射或滴注给药的应加强监测。

（2）辨证施药，严格掌握功能主治。临床使用应辨证用药，严格按照药品说明书规定的功能主治使用，禁止超功能主治用药。

（3）严格掌握用法用量及疗程。按照药品说明书推荐剂量、调配要求、给药速度、疗程使用药品。不超剂量、过快滴注和长期连续用药。

（4）严禁混合配伍，谨慎联合用药。中药注射剂应单独使用，禁忌与其他药品混合配伍使用。谨慎联合用药，如确需联合使用其他药品时，应谨慎考虑与中药注射剂的间隔时间以及药物相互作用等问题。

（5）用药前应仔细询问过敏史，对过敏体质者应慎用。

（6）对老年人、儿童、肝肾功能异常患者等特殊人群和初次使用中药注射剂的患者应慎重使用，加强监测。对长期使用的在每疗程间要有一定的时间间隔。

（7）加强用药监护。用药过程中，应密切观察用药反应，特别是开始30分钟。发现异常，立即停药，采取积极救治措施，救治患者。

12. 中药注射剂医嘱审核其他注意事项　在上述原则基础上，在进行中药注射剂医嘱审核时还需考虑以下3点。

（1）是否按中医药理论辨证施治。

（2）是否选择适宜溶媒，严禁混合配伍，谨慎联合用药，如有不同组输液，换药时需进行冲管。

（3）对特殊人群、过敏体质和初次使用者应慎重使用，加强监测。

第二章　静脉用药配伍稳定性及配伍变化

第一节　影响静脉用药配伍稳定性的因素

一、定义

（一）静脉用药

静脉用药是指将抗菌药、抗肿瘤药、血液制品等药物通过静脉进入血液循环的给药方式，主要方法包括静脉注射、静脉滴注等。

（二）配伍稳定性

配伍稳定性是指将两种或多种药物组分混合使用，或者药物和添加剂混合在同一制剂中，混合物在一个相对较长的时间内保持其物理、化学和生物性能参数不变的能力。

（三）静脉用药配伍稳定性

静脉用药配伍稳定性是指静脉用药物相互之间，或与溶媒之间共处于同一个容器中，随时间延长，性能参数保持不变的能力。

二、影响静脉药物配伍稳定性的因素

影响静脉药物制剂稳定性的因素可包括处方因素和外界因素。处方因素包括pH、溶剂、广义酸碱催化剂、离子强度和添加剂（表面活性剂、赋形剂）等；外部因素主要有温度、光照强度、空（氧）气、湿度、水分、金属离子、包装材料等。

（一）处方因素

1. pH　pH影响药物溶解度和降解速率。许多药物的降解速率明显受pH的影响，在低pH条件下主要受H^+催化，在高pH时主要受OH^-催化，pH中等时受H^+和OH^-共同催化，pH接近中性范围时降解速率通常较缓慢。多数药物在pH 4~8时，可在使用时间内保持稳定，但部分药物制剂的pH过高或过低，可使配伍药物迅速失活。根据pH对药物溶解度、稳定性的影响，制剂通常采

用缓冲系统以控制最适宜的pH。混合药物前应充分评估制剂的pH差异，避免药物与药物之间、药物与容器之间、药物与给药工具之间的配伍禁忌。

酯类药物和酰胺类药物常由H^+和OH^-催化水解。例如，盐酸普鲁卡因的水解作用导致其不稳定，其最稳定的pH为3.5左右，随pH增大其水解速度逐渐加快（表2-1-1）。

表2-1-1　盐酸普鲁卡因水解和pH的关系（20℃）

pH	5.0	5.5	6.0	6.5	7.0
降解10%含量所需时间/d	2800	900	280	90	28

药物的氧化反应也容易受到溶液pH的影响，通常情况下，较低pH有利于保持溶液稳定，pH升高则利于氧化反应发生。如维生素B在120℃热压灭菌30分钟，若设置pH为3.5时有效成分几乎无变化，若设置pH为5.3时约20%有效成分出现分解，若设置pH为6.3时分解约50%。

又如，碱性溶液可能引起盐酸氯丙嗪发生氧化和沉淀。苯磺顺阿曲库铵避免与碱性药物和溶液同时使用。大部分生物碱类药物在偏酸性的环境中更为稳定（表2-1-2）。

表2-1-2　常见药物的pH

药物	pH	药物	pH
盐酸万古霉素	2.5~4.5	利奈唑胺	约4.8
盐酸多巴酚丁胺	2.5~5.5	葡萄糖酸钙	6.0~8.2
盐酸多巴胺	约3.3	地西泮	6.2~6.9
硫酸阿米卡星	3.5~5.5	美罗培南	7.3~9.3
左氧氟沙星	3.8~5.8	厄他培南	约7.5
盐酸胺碘酮	约4.0	呋塞米	8.0~9.3
盐酸维拉帕米	4.0~6.5	氨茶碱	8.6~9.0
头孢西丁钠	4.2~7.0	泮托拉唑钠	9.0~10.5
盐酸帕洛诺司琼	4.5~5.5	氟尿嘧啶	约9.2
哌拉西林他唑巴坦	4.5~6.8	阿昔洛韦	10.5~11.6

2. 表面活性剂　表面活性剂是指具有固定的亲水性亲油性基团，能够在溶液的表面定向排列，能够显著降低目标溶液的表面张力的物质。表面活性剂分子结构具有羧酸、磺酸、硫酸、氨基或胺基及其盐等亲水性基团（通常为极性基团），羟基、酰胺基、醚键等也可以为极性亲水性基团；也具有疏水

性基团（通常为非极性烃链），例如具有8个或更多个碳原子的烃链。表面活性剂可分为离子表面活性剂（包括阳离子表面活性剂和阴离子表面活性剂）、非离子表面活性剂、两性表面活性剂、复合表面活性剂、其他表面活性剂等。

表面活性剂由于可在水溶液中形成胶束，可减少药物受到H^+或OH^-攻击的机会，故可增强某些易水解药物的稳定性。如苯佐卡因易受OH^-催化水解，如在溶液中加入十二烷基硫酸钠，胶束阻止了OH^-对酯键的攻击，可显著提高其稳定性。某些表面活性剂却可使一些药物的稳定性下降，加速药物降解，例如聚山梨酯80可降低维生素D的稳定性。

3.离子强度　药物制剂中离子强度的影响主要来源于用于调节pH、调节渗透压、防止氧化等的附加剂，包括缓冲液、等渗调节剂、抗氧化剂、电解质等。离子强度对各种药物降解速率的影响不同。在相同离子之间的反应中，盐的加入提高了离子强度。对于带负电荷的药物离子，如果受H^+催化，分解速度随着离子强度的增大而减慢，如果受OH^-催化，分解速度随着离子强度的增大而加快。对于中性分子的药物而言，分解速度与离子强度无关。离子可使维生素C的氧化速度提升10000倍。

4.药物浓度　药物浓度增加后药物灭活速度通常增加，存在自动催化现象或降解受pH缓冲液影响的药物，浓度增加时均加速降解。浓度对灭活速度的影响，在高浓度给药时的意义重大。

但某些药物浓度增加时，灭活速度反而降低。如，在氨茶碱存在的条件下，萘夫西林浓度升高，水解速度减慢，可能的原因是萘夫西林浓度升高，缓冲了氨茶碱过高的pH，从而水解减慢。

（二）外界因素

温度影响各种降解途径，光线、空（氧）气等主要影响易氧化药物。

1.温度　温度对药物灭活反应的影响是极其复杂的，如温度升高，溶媒蒸发、药物浓缩、湿度变化均可影响药物灭活速度。

反应速率与温度成正比，与化合物的活化能成反比。即温度越高，反应速度越快。根据范特霍夫（Van't Hoff）规则，大多数药物在温度每升高10℃时，反应速率加快2～5倍。活化能的大小表示在分解过程中药物分解所需的热能的大小。活化能越大，药物受温度影响而发生降解的倾向越小。某些药物的灭活速度却不受此规律作用，降低温度反而加快其降解速度。如氨苄西林钠，当温度由27℃逐步降至0℃时，降解速度逐步减慢，温度进一步降低时，溶液转为固体，氨苄西林钠在晶体间浓缩，自身催化的水解反应使降解速度加快。

另外，温度升高，湿度与氧分压均会改变，也会影响灭活速度。温度也会对药物降解途径产生影响，如多肽类药物在低温时以水解氧化的方式失活，温度高时以变性方式失活。酶催化的降解反应是温度依赖型的，但温度升高时酶会失活，药物稳定性反而增强。

温度对药物的储存和使用有很大的影响。过高或过低的温度都不利于药物的稳定性。冷藏贮存阿昔洛韦会产生沉淀，沉淀在室温下即可溶解。氨茶碱在室温下贮存，不能冷藏，否则可能结晶。未开启的葡萄糖酸钙应在室温下贮存，防止冷冻。配制好的头孢唑林钠冷藏可能出现结晶。苯磺顺阿曲库铵需冷藏，但要防止冷冻。据报道，在室温下贮存，每月药效损失5%。建议在室温下贮存的苯磺顺阿曲库铵应在21天内使用。但也有研究显示，在室温下45天内仍保持药效。

温度是影响药物稳定性和给药方法的重要因素。在临床应用中，药物可能冰冻或冷藏保存（-20 ~ 4℃），给药时需升至室温（22 ~ 25℃）后给药，便携式输液泵可靠在体旁，使药液温度升至30 ~ 36℃，植入式输液泵药物温度接近37℃，所以应充分估计药物在不同温度下的稳定性，以确保准确的给药剂量。

2.光照强度 光是一种易激发化学反应的辐射能。药物分子因受辐射发生分解的反应叫光化降解，其速度和药物的化学结构有关，与照射光线的波长和强度相关，与系统的温度无关。在光的作用下，药物被氧化或还原，分子获得光子的能量后，发生途径多样的反应，其化学结构发生变化，光能转化为化学能，产生新的化合物。很多药物可发生光解反应，易被光降解的物质称为光敏物质。光敏感药物包括硝苯地平、硝普钠、维生素A、维生素B、核黄素、叶酸、辅酶Q、呋塞米、氢化可的松、泼尼松、氯丙嗪、异丙嗪、阿霉素、两性霉素B等。光敏物质保存和给药时应避光。

3.空（氧）气 空气中的氧气是药物制剂发生氧化降解、造成药物不稳定的重要影响因素。自动氧化是指药物与氧气发生的自发氧化反应，是物质在常温或中等温度（一般小于150℃）下缓慢地吸收空气中的氧而自动发生氧化但不发生燃烧的化学过程。氧气可溶解在水中以及存在于药物容器空间和固体颗粒的间隙中，所以药物制剂几乎都有可能与氧接触。只要有少量的氧气，药物制剂就可以产生氧化反应。光、热等也可导致这种反应的发生。儿茶酚胺类、甾体类、三环类等药物均易被氧化，酚类药物（如拟交感胺）可在碱性或中性条件下被氧化，pH低于4时氧化速度相对较慢，但即使是小部分药物氧化也能使药物的外观颜色发生显著变化，主要生成物是肾上腺色素。为控制氧化进程，调配过程中避免与金属器械的接触，主要预防一些离子的催化氧化，或采取加入螯合剂（EDTA）等方法，控制微量金属离子的影响。

4.**湿度与水分**　水是化学反应的媒介，水分是影响药物稳定性的重要因素。当固体药物吸附水分时，在其表面形成液膜，分解反应在膜中发生。微量的水即能加快水解反应或氧化反应的进行，如青霉素钠盐、维生素C等。实验表明，氨苄西林的临界相对湿度只有47%，将其在相对湿度（RH）75%时放置24小时，则可吸收水分约20%而导致粉末溶化。

第二节　静脉用药的配伍变化

静脉配伍变化分为有利的变化和有害的变化。有害的静脉用药的配伍变化称为配伍禁忌，即药物之间，或药物与溶媒之间，或与辅料之间发生体外的相互作用，出现使药物析出、聚集、液化、吸附、潮解等物理变化，或水解、氧化、还原、中和、螯合等化学反应，产生浑浊、沉淀、产气或变色等外观异常，或其他肉眼无法识别，但通过仪器设备可监测变化等的现象。

大多数情况下，配伍禁忌的影响是负面的，可使药物的治疗作用减弱、失效，不仅使药品质量降低，甚至产生有害成分，以致治疗失败，或导致副作用或毒性增强，可引起不良反应，若处理不当，严重时危及患者生命健康安全，可能发生医疗事故。

一、物理性配伍变化

影响静脉药物配伍稳定性的物理性因素是指2种以上药物（含溶媒）混合在一起，改变了原本的溶解度、外观形状等物理特性，发生盐析、析出、聚集、吸附等物理变化。

1.**盐析**　盐析一般是指在非电解质和弱水化有机离子溶液中添加一定浓

度或达到饱和状态的易溶性无机盐类，使某种物质的某些成分的溶解度降低而沉淀析出的过程。常用的强电解质溶液有钠盐、钾盐、钙盐等。非离子性有机药物分子，例如，地西泮、盐酸氯丙嗪加入强电解质即可发生沉淀。甘露醇注射液浓度为20%，为过饱和溶液，与其他药物混合时，加入新溶质会改变甘露醇的溶解度，导致结晶析出。同时，应避免与氯化钠、氯化钾等无机盐类混合，避免甘露醇结晶析出。

两性霉素B注射液为胶体分散体系，首先加入适量灭菌注射用水使其溶解，不能加入氯化钠溶液，因为在大量电解质的输液中，两性霉素B能被电解质盐析出来，产生沉淀，只能用5%葡萄糖溶液配制。

2. 析出 析出一般是指原来溶于溶液中的物质，再次以晶体的形式从溶液中分离出来的现象。在药学实践中，为了提高一些药物溶解度和稳定性，常将药物与有机溶剂如丙二醇、乙醇和甘油配制成制剂。当这些含有非水溶剂的药物与输液混合时，由于溶剂组成的变化，药物溶解度降低，药物析出，产生浑浊、沉淀或结晶，这就是药物的析出。

使用混合溶剂的药物包括地高辛、甲氧苄啶-磺胺甲噁唑、苯妥英钠、依托泊苷等。

例如，氢化可的松因其水中溶解度小，故制剂中含50%的乙醇以改善溶解性。配制时应注意，为了防止氢化可的松结晶析出，应在临用前使用25倍0.9%氯化钠注射液或500ml 5%葡萄糖注射液稀释后静脉滴注。

另外，如地西泮注射液，浓度为5mg/ml，1ml的药液中含有40%丙二醇、10%乙醇、1.5%苯甲醇、适量水。当地西泮注射液用0.9%氯化钠注射液或5%葡萄糖注射液配制时，易析出地西泮，进一步稀释使地西泮低于饱和浓度，混合液变为澄清。有报道认为稀释比为1:10~1:1时会发生肉眼可见的沉淀，1:15稀释时变为浑浊，1:20稀释时6~8小时发生沉淀，当稀释比值为1:100~1:40时，混合液24小时内保持澄清。

尼莫地平不易溶于水，其注射液含有25%乙醇和17%聚乙二醇，因此必须缓慢添加到足够的溶剂中，室温不能太低。尼莫地平注射液与配合注射液的比例应为1:4。严禁将尼莫地平注射液加入其他输液袋或输液瓶中，严禁与其他药物混合。

阿奇霉素应注意分步溶解和稀释的方法，在500mg注射用阿奇霉素瓶中加入4.8ml的灭菌注射用水，振动直至药物完全溶解，使1ml溶液中应含有

100mg阿奇霉素。使用前，如果溶液中有明显的颗粒物，则必须废弃药物溶液。使用前进一步稀释药液，将5ml的100mg/ml阿奇霉素溶液加入0.9%氯化钠、5%葡萄糖等溶液中，溶液量适当，配制成1.0～2.0mg/ml阿奇霉素溶液。

　　总而言之，在配制这些含非水溶剂的药物时，应慢慢加至足量的溶媒输液中，且在配制结束后认真检查有无产生微小沉淀或结晶。

　　3. 聚集　聚集是指向胶体中加入电解质溶液时，加入的阳离子（或阴离子）中和了胶体粒子所带的电荷，使胶体粒子聚集成较大颗粒，从而形成沉淀从分散剂里析出的现象。脂质体是由卵磷脂和神经酰胺等制得的球形脂双层人工囊泡，直径25～1000nm不等，其作为药物转运系统，具有许多优点。脂质体装载多柔比星、紫杉醇、两性霉素B等药物后，能提高药物稳定性，改变药物在体内的药动学表现，增强疗效，降低毒副作用。但脂质体是物理不稳定体系，不可用含金属离子的0.9%氯化钠溶液或其他溶液溶解、稀释，否则会改变脂质体表面电荷，出现聚集现象，影响脂质体体系稳定性。

　　4. 吸附　吸附现象是物理配伍禁忌的一种，是指当气体或液体与某些固体接触时，气体或液体分子在固体表面上被该固体表面分子不同程度地吸附的现象。

　　药物分子功能基团与容器表面结合点相互作用，导致药物可被容器、输液器、过滤器、注射器等表面所吸附，或进入容器材料基质中被吸附。与容器发生吸附现象的药物包括胰岛素、地西泮、放线菌素D等。浓度高、剂量大的药物在吸附点饱和后，只损失小部分药物，但对于浓度低、剂量小的药物被吸附后，对给药剂量的准确性和治疗有效性影响较大。

　　输液容器正在从玻璃瓶向高分子材料（包括聚氯乙烯PVC和聚丙烯PP）为主的软袋输液发展。目前，国内外应用于医药行业的塑料主要有聚氯乙烯（PVC）、聚乙烯（PE）、聚丙烯（PP）和聚碳酸酯（PC）等，而供输血、输液用的塑料容器均以软PVC为主体，添加增塑剂邻苯二甲酸二辛酯（DEHP）和稳定剂等加工制成。有报道对不同材质的一次性输液器吸附地西泮的影响，结果显示，PVC、乳胶、硅胶、PE等不同材质对地西泮都有不同程度的吸附作业，其中PE管吸附极小，而PVC管吸附程度最高，输注10分钟时，浓度损失22.8%。同时，输液管越长、流速越慢，药物损耗越多。另据研究，劳拉西泮加入装有0.9%氯化钠或乳酸林格液的PVC袋中，室温下贮存24小时后其含量下降17%～25%。

胰岛素可被塑料、玻璃吸附，其中PVC吸附量最大，最高可达80％。溶解在PVC袋装腹膜透析液中的65％的胰岛素被吸附。另有报道，PVC袋对胰岛素注射液的吸附于30分钟达到平衡，平均吸附率达31.25％。

为增加柔韧度，PVC材料中常混入大量邻苯二甲酸盐作为增塑剂，脂溶性药物可由溶液中转移进入塑料容器基质中的增塑剂中。不含或含量低的邻苯二甲酸盐类增塑剂，如聚乙烯、聚丙烯等，则较少吸附或不吸附脂溶性药物，故脂肪乳注射液的给药容器或输液器多用此类材料制作。另一方面，如制剂中大量的有机潜溶剂、表面活性剂（如紫杉醇），可增强增塑剂邻苯二甲酸盐的溶解度，使其被溶入药物溶液中。

二、化学性配伍变化

影响静脉药物配伍稳定性的化学性因素是指2种以上药物（含溶媒）混合在一起，使药物成分发生了结构上的变化，产生水解、氧化、还原、中和、络合与螯合等化学反应，出现浑浊、沉淀、产气或变色等外观异常，或其他肉眼无法识别，但通过仪器设备可监测变化等的现象。药物配伍禁忌，更多是发生了化学性的变化。

1. **水解** 水解反应中的有机化学概念是指水与其他化合物的反应，该化合物被分解成两部分，水的H^+被添加到其中一部分，羟基（—OH）被添加到另一部分，因此是获得两种或更多新化合物的反应过程。水解反应是中和反应或酯化反应的逆反应。大多数有机化合物的水解不能只用水进行，通常需要在酸或碱催化剂的条件下进行。

水解反应属于亲核反应。对于酰胺类或酯类的水解，有些可被广义酸或碱催化，其酸催化的水解反应通常是可逆，但碱催化的水解反应不可逆，故碱催化水解作用对可药物的破坏力更强。例如阿托品在碱性条件下其水解速度相较于酸性条件快106倍。

易水解的基团包括磷酸酯、羧酸酯、酰胺、内酰胺、亚胺。酯类药物，碳原子与氧离子之间的共价键断裂。磷酸酯，如氢化可的松磷酸钠，酸性环境下易水解。羧酸酯水解为醇和羧酸，酰胺水解为羧酸和亚胺。氢离子与氢氧根离子催化酯类水解。亚胺（如地西泮）、肟类药物（如碘解磷定）在酸性环境中不稳定，在碱性环境中也可发生水解。

β-内酰胺类抗菌药物的分子中β-内酰胺环是母体，该环在水溶液中极不稳定，容易发生分解反应。青霉素类和头孢菌素类药物对溶媒pH敏感，若酸碱度不合适，容易导致药物不稳定。如青霉素类药物在pH5.8～8.0（6.0～6.5）范围内较为稳定，pH过高或过低，均可加速其水解，使β-内酰胺环开环水解，导致效价降低。葡萄糖注射液（葡萄糖）pH为3.2～5.5，在5%葡萄糖溶液中2小时、4小时，青霉素分别降低效价8.94%、15.64%，因此宜加入生理盐水（盐水）或复方氯化钠溶液中。

青霉素类及其酶抑制剂，除苯唑西林等异噁唑青霉素具有耐酸性，在葡萄糖液中稳定外，其余药物对酸不耐受，可在葡萄糖注射液中一定程度降解。将氨苄西林、阿莫西林加入葡萄糖、果糖、乳酸等酸性溶剂中，不仅分解快，而且生成聚合物，过敏反应增加。因此，可以选择0.9%氯化钠等中性注射液作为溶剂，溶解后立即使用，避免长期放置后致敏物质增加。

pH 5.0～7.0是氨苄西林比较稳定pH范围，最稳定的是pH 5.8，在5%葡萄糖溶液中25℃ 4小时后含量下降10%以上，且在10%葡萄糖溶液中分解更快，在0.9%氯化钠溶液中室温放置24小时，其效价损失仅为8.3%，故氨苄西林应以0.9%氯化钠溶液为溶剂，在葡萄糖液中遇酸容易分解，建议避免使用。

阿莫西林在复方氯化钠溶液、氯化钠溶液和葡萄糖氯化钠溶液中比较稳定，在葡萄糖溶液中降解快，25℃放置2小时，阿莫西林含量下降3%～10%，37℃放置2小时含量下降至90%以下，因此夏季应随配随用。

哌拉西林钠稳定性较好，在盐水、葡萄糖溶液中38 ℃放置3小时含量无明显变化。苯唑西林对弱酸比较稳定，可以使用5%葡萄糖溶液作为溶媒，但如果与氨基糖苷类配伍，则会导致效价下降。

头孢菌素β-内酰胺环比青霉素更稳定，可以与葡萄糖配伍，研究证明头孢菌素配伍稳定性为0.9%氯化钠＞5%葡萄糖＞10%葡萄糖。

头孢唑林在pH 4.0～7.5溶媒体系里较稳定，pH＞8或pH＜4时容易分解，当pH＜3.5即析出头孢唑林结晶。

常用溶剂有一定的pH范围，如0.9%氯化钠注射液、5%葡萄糖注射液、葡萄糖氯化钠注射液、复方氯化钠注射液的pH分别为4.5～7.0、3.2～6.5（为防止变色，通常将葡萄糖注射液pH调节在3.8～4.0）、3.5～5.5、4.5～7.5，它们的pH对配伍药物的稳定性有很大影响。因此，清楚标注注射剂的pH范围，对药物稀释和配伍具有十分重要的参考意义。

奥美拉唑的化学结构含有亚磺酰基苯并咪唑，pH、光线、氧化剂、重金属离子等各种因素影响其水溶液的稳定性。它在酸性条件下不稳定，易降解，出现变色、浑浊、沉淀等外观变化。因此，某些奥美拉唑产品配备专用碱性溶剂，注入冻干粉小瓶中，禁止使用其他溶剂溶解。

胺碘酮注射液稀释溶剂按照说明书要求，不得在同一容器内与其他制剂混合，只能选择5%葡萄糖溶液进行稀释，禁用0.9%氯化钠注射液稀释。有报道，胺碘酮注射液用等渗生理盐水配制稳定性下降。这是因为胺碘酮是碘化苯并呋喃衍生物（苯环上的二碘取代），通常碘取代物不稳定，容易发生脱碘分解反应。氯化钠溶液中的氯离子容易取代碘离子，析出沉淀。此外，偏酸的环境可抑制胺碘酮的降解，葡萄糖注射液较氯化钠注射液更为偏酸性，有利于胺碘酮在使用过程中的稳定性。

部分药物在碱性环境中稳定性高，如磺胺类盐类、葡萄糖酸钙等。同时，含有苷或有机酸等有效成分的中草药注射剂在pH 8.0（0.9%氯化钠注射液）左右较为稳定。

2. 沉淀　沉淀反应是指药物混合后，发生快速或缓慢的化学反应，产生肉眼可见的沉淀、乳光及变色的现象，或产生微小颗粒，肉眼无法察觉，需要借助仪器检测发现，致使药物活性下降或全部丧失。

pH影响溶解度。pH与药物解离常数一起，共同影响弱酸、弱碱性药物的解离度和溶解度。

弱酸性药物通过升高pH使溶解度达到要求，常见的药物有巴比妥类、苯妥英钠、甲氨蝶呤、巯嘌呤等，这些药物的注射液pH均较高，以获得足够的溶解度，当溶液pH降低至一定程度时即会产生沉淀，巴比妥类药物与酸性药物混合产生沉淀即是例子。相同道理，弱酸性药物在碱性介质中也会产生沉淀。

氯霉素微溶于水，易溶于碱性溶剂，与酸性药液混合易发生浑浊、产生沉淀，因此适用加入氯化钠注射液使用。

大分子有机阳离子和阴离子之间可形成沉淀或不溶性化合物，例如，肝素钠与氨基糖苷类抗菌药物如庆大霉素、阿米卡星混合后均可能发生相互作用，产生沉淀。肝素与阳离子药物形成的盐在水中相对不溶，是否发生沉淀，取决于混合药物和生成物的浓度。当药物浓度高时，会发生沉淀；若充分稀释后再混合，则不会发生沉淀；但是在浓度较低的溶液，混合时由于局部浓度过高也会产生短暂的沉淀，充分混合后则沉淀消失。

钙离子可同磷酸盐、碳酸盐反应产生钙沉淀。除常用的葡萄糖酸钙及氯化钙外，钙离子还存在于林格氏液、乳酸钠林格氏液、肝素钙等药物中。地塞米松、克林霉素磷酸酯、三磷酸腺苷二钠、二磷酸果糖和复合磷酸氢钾等药物中含有磷酸盐。

碳酸盐存在于一些药物的添加剂中。头孢他啶、头孢孟多中含有碳酸钠，不能与氯化钙、葡萄糖酸钙配伍，否则会生成沉淀物。此外，若需将头孢哌酮、舒巴坦与林格氏液混合，必须先用灭菌注射用水溶解后缓慢添加到林格氏液中，否则会出现乳白色沉淀。在头孢哌酮钠母核头孢烯第4位有羧酸钠，遇到钙离子，生成头孢烯4-羧酸钙白色沉淀。林格注射液与乳酸钠林格注射液等含钙注射液配伍可采用两步稀释法，但稍不小心即可生成沉淀物，不建议常规配伍。头孢曲松和钙离子产生头孢曲松钙沉淀物，否则形成不溶性头孢曲松钙沉淀，很快会在胆管或胆囊及肾收集系统形成结石（或泥沙），与含钙剂或含钙药品联合使用可能导致致死性后果，因此不得加入葡萄糖酸钙、林格氏液、乳酸林格氏液等含有钙的溶液中使用。头孢曲松与多种药物存在配伍禁忌，宜单独使用。

注射用伊曲康唑不能与林格注射液配伍，以免产生沉淀；苯磺顺阿曲库铵在乳酸林格注射液中降解迅速，故不能用其稀释；注射用苯妥英钠不能与林格乳酸盐注射液配伍。

3. 氧化还原反应　氧化还原反应（oxidation-reduction reaction）是化学反应前后，元素的氧化数有变化的一类反应。氧化还原反应的实质是电子的得失或共同电子对的偏移。在氧化还原反应前后，元素的氧化数发生变化。根据氧化数的升高或降低，可以将氧化还原反应拆分成两个半反应：氧化数升高的半反应，称为氧化反应；氧化数降低的反应，称为还原反应。氧化反应与还原反应是相互依存的，不能独立存在，它们共同组成氧化还原反应。反应中，发生氧化反应的物质，称为还原剂，生成氧化产物；发生还原反应的物质，称为氧化剂，生成还原产物。氧化产物具有氧化性，但弱于氧化剂；还原产物具有还原性，但弱于还原剂。

大多数发生氧化还原反应的药物都含有还原性基团，容易在空气中氧化，导致药物不稳定。儿茶酚胺类药物、三环类、甾体类等均为易被氧化的药物。

药物失活过程中还原反应相对少见，例如，β-内酰胺类抗生素可转化为醛类化合物，顺铂可被注射器针头中的铝还原为铂产生沉淀。

维生素C可降低毛细血管通透性，加速血液凝固，刺激凝血功能。维生素C分子中的连二烯醇结构容易释放氢原子，还原性强。在水溶液中容易被氧化，生成脱氢抗坏血酸。由于两者可以相互转化，维生素C有氧化型和还原型两种形式，两者具有同等的生物学活性。由于脱氢抗坏血酸分子中的共轭系统被破坏，使得脱氢抗坏血酸比维生素C更易被水解，生成2,3-二酮古洛糖酸，并可进一步氧化生成苏阿糖酸和草酸而失去活性。在水溶液中的氧化速度由pH和氧气的浓度决定，光、热、重金属离子等可催化上述反应。在中性或碱性溶液中维生素C更快被氧化。

另外，维生素K在肝脏中可以用于合成凝血酶Ⅶ、Ⅸ、Ⅹ因子。临床上常见维生素K和维生素C两药联用。然而，维生素C还原性较强，醌类结构的维生素K_1具氧化性，两药混合后可发生氧化还原反应，导致药物结构发生改变，甚至完全破坏，失去治疗效果。因此，应分开输注维生素C和维生素K_1。

4.中和反应 中和反应是指酸和碱相互交换成分，生成盐和水的反应（酸+碱→盐+水），实质上酸中的H^+（氢离子）和碱中的OH^-（氢氧根）结合成水。

酸碱度（pH）对药物的溶解性、稳定性和安全性有着重要影响。

呋塞米注射液为碱性药物，静脉注射时建议用氯化钠注射液稀释，不宜用葡萄糖注射液稀释。

三磷酸腺苷二钠注射液的稳定pH范围是8~11，当遇到酸性物质时会产生沉淀。维生素B_6为水溶性盐酸吡多辛，稳定pH范围是3~4，两药混合后可能会因酸碱反应生成沉淀。

盐酸氨溴索注射液（pH 5.0）不能与pH大于6.3的其他溶液混合，因为pH增加会导致本药游离碱沉淀，因此不能加入碳酸氢钠注射液、替硝唑注射液、氨茶碱注射液等。

5.变色 变色多是由于药物分子结构变化所导致。蒽环类抗生素（阿霉素、柔红霉素）、拟交感胺类药物、四环素等与碱性药物（如更昔洛韦、氨茶碱）混合后，通过化学反应生成其他有色产物，外观颜色发生变化。

6.产气 产生气体也是发生化学反应的表现，多由碳酸盐、碳酸氢盐与酸性药物作用而产生。除碳酸氢钠注射液外，头孢类抗菌药物，如头孢拉定、头孢孟多酯钠、头孢他啶等制剂中均含碳酸氢钠、碳酸钠成分，在溶解时会产生气体。

7.络合与螯合反应　络合（complexation）是电子对给予体与电子接受体，互相作用而形成各种络合物的过程。给予体是能提供电子对的物质，包括构成单质或化合物的原子或离子。接受体有金属离子和有机化合物。分子或者离子与金属离子结合，形成很稳定的新的离子的过程就叫络合反应，也称配位反应。由一个正离子或原子与一定数量的中性分子或负离子以配位键结合而形成，且稳定存在的复杂离子或分子称为络离子。

含有络离子的化合物叫络合物，这种有络离子或络分子生成的反应叫络合反应。对同一种原子，若形成螯合物比单基配位体形成的络合物（非螯合物）要更加稳定，这种反应称作螯合反应。五元环、六元环的螯合化合物一般是最稳定的，由1个络合剂和中心离子形成的螯合环的数量越多越稳定。螯合反应是生成螯合化合物的化学反应。螯合物是络合物的一种，在螯合物结构中，一定有一个或多个多齿配体提供多个电子与中心体组成配位键。"螯合"是螃蟹的大钳，这个名称是指多齿配体像螃蟹一样用两根大钳紧紧地夹住中心体。金属EDTA螯合通常比普通配合物稳定，其结构中常见的五元环或六元环结构增强了稳定性。因此，螯合物的稳定常数极高。

喹诺酮类、四环素类等药物的注射液与含金属离子的中药注射液配伍，容易发生络合反应，产生不溶的络合物，妨碍药物吸收，降低药物疗效。四环素与钙离子、铁离子、镁离子、铝离子在一定pH和条件下形成不溶性螯合物。复方氯化钠注射液中含有氯化钙，四环素类与其钙离子络合后，会降低四环素的治疗效果，故四环素类注射液不能与复方氯化钠注射液配伍，可以选择不含钙的葡萄糖溶液作为溶剂。另外，两性霉素B可与防腐剂相互作用生成难溶性化合物。

胞磷胆碱是脑细胞复活剂，临床主要用于脑梗死急性期、颅脑外伤、颅脑手术等伴意识障碍的治疗，对脑循环障碍患者有增加脑血流量和降低脑血管阻力的作用，可改善脑循环，对恢复脑功能、促进脑觉醒有良好的作用。但是胞磷胆碱中含有磷酸根，容易与钙离子生成难溶性的螯合物，导致血管栓塞等不良反应，临床使用应引起足够重视。

三、静脉用药配伍的原则

药物配伍主要是指两种或多种药物共处于同一个剂型中，其结果是可以配伍，有时也可出现不可配伍的现象。正确的药物配伍及合理的选用媒介液，可以起到积极正确的治疗作用。但是，如果药物配伍不当，媒介液选择不当，则会造成不良反应发生，即产生配伍禁忌。

（一）静脉用药配伍使用应注意的问题

（1）注意可能发生的静脉用药配伍变化，包括物理性配伍变化和化学性配伍变化，并了解引起这些变化的因素。

（2）正确评估静脉用药理化配伍禁忌，除了显而易见的外观变化外，还应注意外观无明显变化的配伍禁忌。

（3）注意判断药物混合后的浓度是否满足药物治疗要求，是否导致毒性反应。某些药物过度稀释后给药会导致疗效下降，给药浓度过高又会引起局部刺激和组织损伤。

（4）避免有害的药动学、药效学相互作用。

（二）避免配伍禁忌的静脉用药配伍操作原则

为了规避静脉用药配伍禁忌的发生，除需深入了解药物性质、药物稳定性的影响因素、已报道的配伍资料等，还应遵循以下原则。

（1）根据药物性质选择合适的溶媒。

（2）在药物配制过程中，一次只加一种药物到输液中，充分混匀并检查有无可见的配伍禁忌，若无变化，再加入第二种药物，重复相同的检查和操作。

（3）在同一输液中需加入两种药物时，应先添加浓度高者，后加入浓度低者，以便降低发生反应的速度。

（4）有色的静脉用药应留在最后加入，以利于发现变色或细小沉淀等配伍禁忌。

（5）静脉用药配制后应尽早使用。

静脉用药调配过程中，已公开报道的药物配伍信息可作为参考，药物配伍后是否适合使用，应以实际结果为依据。若现有报道药物间存在物理性或化学性配伍禁忌，应避免将这些药物进行配伍；若无资料显示药物间配伍是否存在禁忌，实际应用中也不能因此而放松警惕，应同样重视检查混合后的药物溶液。

四、案例分析

案例 ①

【处方描述】

患者信息

性别：女　　年龄：40 岁

临床诊断：维生素缺乏

处方：

维生素K₁注射液	10mg	ivgtt	qd
维生素C注射液	0.5g	ivgtt	qd
5%葡萄糖注射液	250ml	ivgtt	qd

【处方问题】

配伍禁忌。

【处方分析】

维生素C，又名抗坏血酸，其分子的烯二醇基团具有较强的还原性，维生素K₁是醌类化合物，表现出氧化性，维生素C注射液与维生素K₁注射液的配伍发生氧化还原反应，可减弱或消除两药的疗效。

【干预建议】

维生素K₁注射液可采取肌内注射的方式，维生素C可采取静脉滴注等其他给药途径进行补充。

案例 ②

【处方描述】

患者信息

性别：男　　年龄：46 岁

临床诊断：急性胃肠炎

处方：

碳酸氢钠注射液（10ml：0.5g）	10ml	ivgtt	qd

维生素C注射液	0.1g	ivgtt	qd
0.9%氯化钠注射液	100ml	ivgtt	qd

【处方问题】

配伍禁忌。

【处方分析】

维生素C水溶液主要以烯醇式存在，其分子中有呈酸性的连二烯醇结构。碳酸氢钠注射液呈弱碱性，两者混合发生酸碱中和反应，导致两种药物疗效减弱或消失。

【干预建议】

建议两药不同瓶输注，如两药联合使用，续瓶时需冲管。

案例 ③

【处方描述】

患者信息

性别：男　　年龄：78岁

临床诊断： 脑出血后遗症

处方：

三磷酸腺苷二钠注射液	20mg	ivgtt	qd
维生素B$_6$注射液	100mg	ivgtt	qd
5%葡萄糖注射液	250ml	ivgtt	qd

【处方问题】

配伍禁忌。

【处方分析】

三磷酸腺苷二钠在pH 8～11条件下稳定，维生素B$_6$注射液pH为2.5～4.0，两者的配伍可能会因酸碱反应产生沉淀，不建议三磷酸腺苷二钠注射液与维生素B$_6$注射液配伍。

【干预建议】

建议两药不同瓶输注，如两药联合使用，续瓶时需冲管。

案例 ④

【处方描述】

患者信息

性别：男　　年龄：36岁

临床诊断：急性肾衰竭

处方：

呋塞米注射液	200mg	ivgtt	qd
5%葡萄糖注射液	100ml	ivgtt	qd

【处方问题】

配伍禁忌。

【处方分析】

呋塞米在酸性环境中易析出，因此呋塞米注射液中常加入氢氧化钠调节pH为碱性，将碱性的呋塞米注射液与弱酸性的葡萄糖注射液（pH 3.2~6.5）混合时，混合液pH下降，呋塞米析出，溶液浑浊。然而，呋塞米注射液与氯化钠注射液配伍时，pH改变不大，不影响呋塞米的稳定性。因此，呋塞米注射液严禁与葡萄糖注射液配伍，推荐使用氯化钠注射液配伍。

【干预建议】

更换溶媒，使用0.9%氯化钠注射液100ml。

案例 ⑤

【处方描述】

患者信息

性别：男　　年龄：45岁

临床诊断：反流性食管炎

处方：

注射用奥美拉唑钠	40mg	ivgtt	qd
维生素B_6注射液	0.1g	ivgtt	qd
0.9%氯化钠注射液	100ml	ivgtt	qd

【处方问题】

配伍禁忌。

【处方分析】

奥美拉唑分子结构具有亚磺酰基苯并咪唑，呈弱碱性，溶液中的稳定性受pH、金属离子、温度和光线等多种因素影响。维生素B$_6$含有酚羟基，pH为2.5~4.0，呈弱酸性。当两者混合后，可使混合液的pH下降，加速奥美拉唑的降解速度，降解产物为砜化物和硫醚化物，溶液逐渐变色、出现浑浊，甚至产生沉淀。分解产物的颜色随着pH的降低，可以出现淡紫色、蓝紫色、淡紫红色、淡红色、紫色、淡黄色、深褐色、茶黑色等。

【干预建议】

建议两药不同瓶输注，如两药联合使用，续瓶时需冲管。

案例 ⑥

【处方描述】

患者信息

性别：男　　年龄：36岁

临床诊断：肠瘘

处方：

脂肪乳氨基酸（17）葡萄糖（19%）注射液	1026ml	ivgtt	qd
10%氯化钾注射液	50ml	ivgtt	qd

【处方问题】

用法用量不适宜。

【处方分析】

热力学不稳定的脂肪乳氨基酸（17）葡萄糖（19%）注射液中脂肪乳是不均匀地分散在溶液中，溶液中阳离子浓度过高可中和脂肪乳乳滴表面的阴离子，使乳滴间的相互作用力减小，造成乳滴聚集，破乳及变色，最终产生淡黄色的液体。脂肪乳氨基酸（17）葡萄糖（19%）注射液中含有32mmol的钠离子及24mmol的钾离子；加入10%氯化钾注射液50ml后，处方中钾离子浓度已达84mmol/L，远大于钾离子40mmol/L的浓度限制，钾离子浓度过高将增加患者输注过程中发生高血钾的风险。另一方面，处方中一价阳离子的浓度为

113mmol/L，一价阳离子的浓度超过150mmol/L将降低肠外营养液的稳定性，可能导致脂肪乳滴聚集甚至分层。

【干预建议】

减少10％氯化钾注射液的用量，使其浓度不超过40mmol/L，同时保证一价阳离子（Na$^+$及K$^+$）总浓度不超过150mmol/L。因此添加10％氯化钾注射液量应不高于13ml。

案例 ⑦

【处方描述】

患者信息

性别：男　　年龄：35岁

临床诊断： 全身多处外伤

处方：

酚磺乙胺注射液	0.5 g	ivgtt	qd
0.9％氯化钠注射液	250ml	ivgtt	qd
氨基己酸注射液	4 g	ivgtt	qd
5％葡萄糖注射液	250ml	ivgtt	qd

【处方问题】

配伍禁忌。

【处方分析】

酚磺乙胺结构中含有酚羟基和磺酸基，磺酸基可使酚羟基氧原子上电子密度降低，氧化速度减慢，从而增加酚磺乙胺的稳定性；当处于碱性条件时，酚磺乙胺的酚羟基可转变为O—Na，使氧原子上电子密度增大，导致酚磺乙胺的稳定性下降，易被氧化变色。由于氨基己酸注射液pH 7～8，呈碱性，与酚磺乙胺注射液连续输注时，氨基己酸注射液的碱性可导致酚磺乙胺的酚羟基转变为O—Na，并被进一步被氧化为醌式结构，使溶液由无色变黄。

【干预建议】

多组输液时合理安排输液顺序，或在换瓶时用生理盐水冲洗输液管。

案例 8

【处方描述】

患者信息

性别：女　　年龄：72岁

临床诊断： 脑血管病后遗症

处方：

注射用脑蛋白水解物	60mg	ivgtt	qd
10%葡萄糖注射液	250ml	ivgtt	qd

【处方问题】

配伍禁忌。

【处方分析】

脑蛋白水解物注射液为猪脑组织经提取、分离、纯化的无菌制剂，含有约16种游离氨基酸和少量肽，过酸或过碱环境下不稳定。因此，使用0.9%氯化钠注射液或5%葡萄糖注射液这类偏酸性或中性的溶液稀释，可保持稳定性；但由于10%葡萄糖注射液pH为3.5～5.5，酸性较强，将影响脑蛋白水解物的稳定性，配伍后导致疗效降低。

【干预建议】

建议使用更换溶媒为0.9%氯化钠注射液或5%葡萄糖注射液。

案例 9

【处方描述】

患者信息

性别：男　　年龄：46岁

临床诊断： 肝损害、糖尿病

处方：

注射用还原型谷胱甘肽	1.2g	ivgtt	qd
胰岛素注射液	10U	ivgtt	qd
5%葡萄糖注射液	250ml	ivgtt	qd

【处方问题】

配伍禁忌。

【处方分析】

胰岛素是由A、B两条肽链组成的酸性蛋白质，两条链之间通过两个二硫共价键结合，注射用还原型谷胱甘肽具有巯基结构，含有巯基的药物与胰岛素的二硫键相互作用，切断二硫键，破坏胰岛素结构，触发免疫反应，产生胰岛素自身抗体，降低胰岛素生物活性，影响血糖水平。胰岛素注射液和注射用还原型谷胱甘肽不适合配伍。

【干预建议】

建议注射用还原型谷胱甘肽改用0.9%氯化钠注射液为溶媒，两药应分开输注，续瓶时需冲管。

案例 ⑩

【处方描述】

患者信息

性别：男　　年龄：76岁

临床诊断：冠心病、心力衰竭合并心律失常

处方：

门冬氨酸钾镁注射液	10ml	ivgtt	qd
5%葡萄糖注射液	250ml	ivgtt	qd
盐酸胺碘酮注射液	0.15g	ivgtt	qd
5%葡萄糖注射液	50ml	ivgtt	qd

【处方问题】

配伍禁忌。

【处方分析】

盐酸胺碘酮注射液和门冬氨酸钾镁注射液在接瓶时，墨菲滴管可能会出现白色浑浊物。盐酸胺碘酮注射液和门冬氨酸钾镁注射液的pH范围分别是2.5~4.0、6.2~7.8，两注射液混合会导致溶液的pH发生较大变化，随着pH的增大，盐酸胺碘酮的呋喃环开始不稳定，容易发生开环现象，同时盐酸胺碘酮结构中碘也会因为pH的增大而发生相应的氧化还原反应。

【干预建议】

多组输液时合理安排输液顺序，或在换瓶时用生理盐水冲洗输液管。

案例 ⑪

【处方描述】

患者信息

性别：男　　年龄：56 岁

临床诊断：肝硬化

处方：

多烯磷脂酰胆碱注射液	5ml	ivgtt	qd
0.9%氯化钠注射液	250ml	ivgtt	qd

【处方问题】

配伍禁忌。

【处方分析】

多烯磷脂酰胆碱注射液含有大量的不饱和脂肪酸，在氯化钠溶液或林格氏液等强电解质溶液中会产生盐析作用（氯化钠等能降低脂肪酸钠的溶解性），使脂肪凝聚，输入人体后可引起血管栓塞。因此，该药严禁使用氯化钠等含电解质的溶液稀释，仅适宜用不含电解质的葡萄糖溶液稀释。

【干预建议】

更换溶媒，改用5%葡萄糖注射液250ml。

案例 ⑫

【处方描述】

患者信息

性别：男　　年龄：65 岁

临床诊断：肺部感染

处方：

注射用头孢哌酮钠舒巴坦	1.5g	ivgtt	q8h
0.9%氯化钠注射液	100ml	ivgtt	q8h
盐酸氨溴索注射液	15mg	ivgtt	tid

0.9%氯化钠注射液	100ml	ivgtt	tid

【处方问题】

配伍禁忌。

【处方分析】

氨溴索与大部分头孢类抗菌药物（包括头孢匹胺、头孢哌酮、头孢唑林、头孢替唑、头孢呋辛、头孢硫脒、头孢地嗪、头孢噻吩、头孢孟多、头孢甲肟、头孢曲松、头孢替安等）在配伍时会发生相互作用，在同一注射器内或是同一输液管中混合时会出现白色混浊。

【干预建议】

多组输液时合理安排输液顺序，或在换瓶时用生理盐水冲洗输液管。

案例 ⓭

【处方描述】

患者信息

性别：女　　年龄：68岁

临床诊断： 肝硬化，肝内胆汁淤积

处方：

多烯磷脂酰胆碱注射液	15ml	ivgtt	qd
5%葡萄糖注射液	100ml	ivgtt	qd
注射用丁二磺酸腺苷蛋氨酸	500mg	ivgtt	qd
5%葡萄糖注射液	250ml	ivgtt	qd

【处方问题】

配伍禁忌。

【处方分析】

注射用丁二磺酸腺苷蛋氨酸与多烯磷脂酰胆碱注射液存在配伍禁忌，连续滴注时，输液管中的药物会变为白色浑浊。因此，联合用药时应分别滴注，且需冲管或换管。

【干预建议】

联合用药时应分别滴注，续瓶使用时，需冲管或换管，冲管应使用5%或

10%葡萄糖注射液、5%木糖醇注射液等非电解质溶液。

案例 ⑭

【处方描述】

患者信息

性别：女　　年龄：56岁

临床诊断： 肠梗阻

处方：

50%葡萄糖注射液	250ml	ivgtt	qd
0.9%氯化钠注射液	500ml	ivgtt	qd
硫酸镁注射液	2.5g	ivgtt	qd
葡萄糖酸钙注射液	1g	ivgtt	qd
20%中长链脂肪乳注射液	350ml	ivgtt	qd
8.5%复方氨基酸18AA	500ml	ivgtt	qd
10%氯化钾注射液	4.5g	ivgtt	qd
水溶性维生素粉针	1瓶	ivgtt	qd
脂溶性维生素Ⅱ（成人）	10ml	ivgtt	qd
多种微量元素Ⅱ	10ml	ivgtt	qd
甘油磷酸钠（格列福斯）	10ml	ivgtt	qd
短效胰岛素注射液	8IU	ivgtt	qd

【处方问题】

配伍禁忌。

【处方分析】

肠外营养处方中含有胰岛素，胰岛素容易被三升袋吸附，从而造成患者血糖水平波动。

【干预建议】

建议胰岛素使用另一条静脉通道微泵输注或在输注过程中定时拍打三升袋，使被吸附的胰岛素重新释放到溶液中。

案例 ⑮

【处方描述】

患者信息

性别：女　　年龄：42岁

临床诊断：泌尿道感染、缺铁性贫血

处方：

环丙沙星氯化钠注射液	0.4g	ivgtt	qd
蔗糖铁注射液	100mg	ivgtt	qd
0.9%氯化钠注射液	100ml	ivgtt	qd

【处方问题】

配伍禁忌。

【处方分析】

环丙沙星分子结构的7位哌嗪环上的仲胺容易与铁离子形成络合物，使溶液发生变色（黄色）。故不建议环丙沙星氯化钠注射液与蔗糖铁注射液续贯使用。

【干预建议】

多组输液时合理安排输液顺序，或在换瓶时用生理盐水冲洗输液管。

案例 ⑯

【处方描述】

患者信息

性别：男　　年龄：78岁

临床诊断：脑梗死，低钙血症

处方：

胞磷胆碱注射液	0.5g	ivgtt	qd
5%葡萄糖注射液	250ml	ivgtt	qd
葡萄糖酸钙注射液	1g	ivgtt	qd
5%葡萄糖注射液	250ml	ivgtt	qd

【处方问题】

配伍禁忌。

【处方分析】

胞磷胆碱的化学结构中含有磷酸根，易与葡萄糖酸钙注射液中钙离子生成不溶性的螯合物，可造成血管栓塞，两药不宜续贯使用。

【干预建议】

多组输液序贯使用时，需要合理安排输液顺序，或在换瓶时用相容的溶媒冲洗输液管。

案例 ⓱

【处方描述】

患者信息

性别：女　　年龄：28 岁

临床诊断：过敏性皮炎

处方：

地塞米松磷酸钠注射液	5mg	ivgtt	qd
10%葡萄糖酸钙注射液	1g	ivgtt	qd
10%葡萄糖注射液	250ml	ivgtt	qd

【处方问题】

配伍禁忌。

【处方分析】

地塞米松磷酸钠注射液含有磷酸根离子，容易和葡萄糖酸钙注射液中的钙离子螯合生成微小的磷酸钙沉淀，两药不宜联用。

【干预建议】

建议两药不同瓶输注，如两药联合使用，续瓶时需冲管。

第三章　各类静脉用药审方要点

第一节　处方审核常见问题

按照《中华人民共和国药品管理法》《处方管理办法》《医疗机构药事管理规定》《医疗机构处方审核规范》《静脉用药调配中心建设与管理指南（试行）》等有关规定，在审核用药医嘱过程中，要对医嘱的合法性、规范性、适宜性进行审核；对于静脉用药的医嘱审核还有以下几点注意事项：①评估静脉输液给药方法的合理性与必要性。②与医师紧密协作，遵循药品临床应用指导原则、临床诊疗指南和药品说明书等，对静脉用药医嘱的适宜性进行审核，特别是抗肿瘤药物静脉输液中拓展性临床使用的必要性与适宜性。③审核静脉用药医嘱的合理性、相容性和稳定性；溶媒的选择与基础输液用量的适宜性。

在静脉用药医嘱审核中，常见的不合理医嘱主要有以下几类：①给药剂量不合理；②溶媒选择不当；③药品浓度不合理（包括溶媒量不适宜）；④配伍禁忌；⑤用药人群不适宜；⑥给药途径不适宜；⑦用药频次不适宜；⑧药物配比不适宜；⑨重复用药；⑩手误；⑪其他

下面就常见的不合理医嘱分类作简单的叙述举例。

一、给药剂量

药物剂量不同，机体对药物的反应程度也会不同。在一定范围内，随着药物剂量的增加，药物的作用会逐渐增强；但若超过安全范围，随着药物剂量的增加可能产生与剂量相关的不良反应或毒性反应。不同个体对药物的反应性也存在差异；同时，根据病情的差异，用药剂量略有差异。

因此，应根据说明书给予正确的药物剂量，不应过大或过小。

实例1

注射用哌拉西林舒巴坦钠（1∶2）4.5g+0.9%氯化钠注射液100ml，q8h。

注射用哌拉西林舒巴坦钠（1∶2）说明书用法：成人每次1.5g（哌拉西林1g，舒巴坦0.5g）或3g，每12小时一次。严重或难治性感染，每次6g每12小

时一次。每日最大剂量为12g，每日舒巴坦最大剂量为4g。肾功能不全者酌情调整剂量。上述用法中每日剂量达13.5g，超说明书建议的每日最大剂量，可能对患者肾功能造成损伤。

实例2

注射用兰索拉唑60mg+0.9%氯化钠注射液100ml，qd。

兰索拉唑说明书用法用量：静脉滴注，通常成年人每次 30mg，用 0.9%氯化钠注射液 100ml 溶解后，一日 2 次，推荐静滴时间 30 分钟，疗程不超过 7天。上述用法存在单次用药超剂量，可能存在剂量相关的不良反应。

实例3

注射用盐酸罂粟碱120mg+0.9%氯化钠注射液100ml，qd。

盐酸罂粟碱说明书用法用量：缓慢静脉滴注时，用0.9%氯化钠注射液稀释后滴注，一次30mg（以盐酸罂粟碱计），每日90～120mg，分3～4次给药。上述用法中存在单次使用时超剂量，可能增加剂量相关不良反应发生的风险。

二、溶媒选择

药物与某些溶媒配伍可能会发生输液中的微粒累加。审方药师应熟记各个主药与相应溶媒的配伍相容性。目前有很多药品说明书中明确规定了药物载体的种类，应当严格按照说明书选择正确的溶媒，保证静脉输液的安全性、有效性、稳定性。

实例1

奥沙利铂。本品配制溶液时应使用5%葡萄糖溶液，不得与碱性药物或溶液（特别是5-氟尿嘧啶、碱性溶液、氨丁三醇、含辅料氨丁三醇的亚叶酸类药品）配伍。奥沙利铂可与氯化钠注射液中的氯离子发生取代反应，并同时进行水合作用，生成二氨二氯铂及杂质，使奥沙利铂的疗效降低，不良反应增加。因此，奥沙利铂应避免与生理盐水配伍使用。

实例2

注射用艾司奥美拉唑。本品配制后溶液的降解速度受溶液pH的影响较大，所以药品必须按照使用指导应用。只能溶于0.9%氯化钠中供静脉使用。配制的溶液不应与其他药物混合或在同一输液装置中合用。

实例3

多烯磷脂酰胆碱注射液。本品严禁用电解质溶液（生理氯化钠溶液，林格氏液等）稀释！若要配制静脉输液，只能用不含电解质的葡萄糖溶液稀释（如：5%或10%葡萄糖溶液；5%木糖醇溶液）。若用其他输液配制，混合液pH不得低于7.5，配制好的溶液在输注过程中保持澄清。只可使用澄清的溶液。联合用药时应分别滴注，且需冲管或换管，冲管应使用5%或10%葡萄糖注射液、5%木糖醇注射液等非电解质溶液。

三、药品浓度

正确地选择载体溶媒之后，恰当的溶媒量影响到药品稀释后的有效浓度及稳定性。有些药物由于自身稳定性较差，半衰期短等原因需要短时间输注，此时就不宜选择较多的载体溶媒量（如：500ml）。较多的抗生素为了保持体内浓度高于最低抑菌浓度（MIC），输注时宜选用少量载体溶媒量，并在短时间内输注完毕。有些药物有最高浓度限定，此时的溶媒量又不宜太少。

可见，药品的浓度不适宜以及载体溶媒量的控制不当，会影响药物的疗效。选择合适的载体溶媒量对保证药物的安全有效是至关重要的。

实例1

注射用奥美拉唑40mg+0.9%氯化钠注射液250ml。

本品应溶于100ml 0.9%氯化钠注射液或100ml 5%葡萄糖注射液中静脉滴注。一次40mg，应在20～30分钟内静脉滴注。奥美拉唑粉针药物结构属于苯并咪唑类，在中性和弱酸性条件下相对稳定，在强酸性条件下迅速活化。配制后由于pH降低，增加了溶液不稳定性且滴注时间延长更容易变色，所以应选择100ml的溶媒量。

实例2

贝伐珠单抗注射液300mg+0.9%氯化钠注射液250ml。

贝伐珠单抗溶液的终浓度应该保持在1.4～16.5mg/ml。上述医嘱的药物浓度仅有1.2mg/ml，未达到规定浓度范围的最低值。

实例3

注射用头孢哌酮钠舒巴坦钠（1.0g∶0.5g）1.5g+0.9%氯化钠注射液250ml。

稀释后，头孢哌酮和舒巴坦终浓度分别在 $10 \sim 250 mg/ml$ 和 $5 \sim 125 mg/ml$ 浓度范围内，可与注射用水，5%葡萄糖注射液，生理盐水，葡萄糖氯化钠注射液（含5%葡萄糖和0.9%氯化钠注射液）等配伍。上述医嘱中，头孢哌酮的浓度仅有4mg/ml，舒巴坦钠的浓度仅有2mg/ml，未达到规定的最低浓度的范围。

四、配伍禁忌

配伍禁忌是指在药物配伍过程中，发生的不利于质量或治疗的变化。其中，药物配伍是指在药物制剂制备或者临床用药过程中，将两种或两种以上的药物混合在一起。

配伍禁忌可分为物理性、化学性、和药理性3类。

物理性配伍禁忌是指药物配伍时发生了物理性状的变化，如破坏外观形状、改变了原先药物的溶解度，常见的有分离、潮解、液化。化学性配伍禁忌是指药物配伍过程中发生了化学变化，如沉淀、氧化还原反应、变色、药物分解失效等。药理性配伍禁忌是指药物配伍后药效变化，增加毒性等。许多情况下肉眼看不出来并不代表着没有发生变化。微粒倍增现象随着添加药物的增多或pH的改变而出现，输液反应的发生与此也有很大关系。因此应该尽量把药物分开配制于不同袋的载体溶液中，合理配伍使用。药师也可参照相关的临床应用配伍检索表等书籍进行深入地考察。

实例1

维生素 B_6 注射液+肌苷注射液。

肌苷注射液pH为 $8.5 \sim 9.5$ ，是碱性物质，维生素 B_6 注射液pH为 $2.5 \sim 4.0$ 。二者pH差异较大，混合静脉滴注可引起效价降低，不宜合用。

实例2

葡萄糖酸钙注射液+硫酸镁注射液。

钙离子和镁离子相互拮抗，两药混合后，药效降低。

实例3

甘露醇注射液+地塞米松磷酸钠注射液。

甘露醇作为高渗透组织脱水剂，其在水中的溶解度（25℃）为1∶6，常用浓度为20%，属于过饱和溶液，在室温较低时很容易析出结晶，不宜加入其他药物。

实例4

胰岛素。

临床医师常在糖尿病患者的输液中加入胰岛素，以此来抵消外源性葡萄糖对血糖的影响。但胰岛素为双肽，有一定的等电点，和其他电解质等药物合用容易发生变性，影响疗效。如胰岛素+抗生素，胰岛素+抗肿瘤药物，胰岛素+中药注射液，都属于配伍禁忌。

五、用药人群

除了成年患者，还有一些特殊人群的用药剂量，以及药物的选择，需慎之又慎。需特别关注的人群有：老年患者、儿童、妊娠期妇女、哺乳期妇女、肝肾功能不全患者等。对作用强、安全范围小的药物，特殊人群使用时更应该根据患者的情况及时调整剂量，实施个体化给药方案。

实例1

地塞米松磷酸钠注射液。

医嘱：患者2岁，女，地塞米松磷酸钠注射液2mg+0.9%氯化钠注射液100ml。

地塞米松属于长效糖皮质激素类药物，对HPA轴抑制明显，对儿童的机体发育、生长不利。建议医师更换为中效或短效类糖皮质激素，并要监测患儿的生长发育情况，不宜长期使用此类药物。

实例2

注射用雷贝拉唑。

医嘱：患者5岁，男，注射用雷贝拉唑10mg+0.9%氯化钠注射液50ml。

雷贝拉唑属于质子泵抑制剂（PPI）。儿童正处于生长发育阶段，肝脏肾脏等器官的发育尚不完全，大多数药物在儿童体内的药动学特点与成人相比有明显差异。目前儿童使用质子泵抑制剂的临床经验有限，PPIs在中国均未获得儿童适应证。FDA已批准奥美拉唑和艾司奥美拉唑用于1月以上婴幼儿，剂量0.6~1.0mg/（kg·d）。根据《质子泵抑制剂临床应用指导原则》（2020年版），兰索拉唑用于1岁以上儿童，泮托拉唑用于5岁以上儿童，但适应证仅限于小儿胃食管反流病和幽门螺杆菌感染的治疗。其他类型PPI在利大于弊的条件下慎用。上述医嘱建议医师更换PPI的种类，可选择奥美拉唑。

实例3

氨茶碱注射液。

医嘱：患者82岁，男，氨茶碱注射液0.5g+0.9%氯化钠注射液100ml，bid。

茶碱类药物治疗浓度窗口窄，治疗浓度和中毒浓度接近，应定期监测血清茶碱浓度，以保证最大的疗效且不发生血药浓度过高的危险。同时，茶碱制剂可致心律失常和（或）使原有的心律失常加重；患者心率和（或）节律的任何改变均应进行监测。年龄超过55岁，特别是男性和伴发慢性肺部疾病的患者，任何原因引起的心功能不全患者，持续发热患者。使用某些药物的患者及茶碱清除率降低者，血清茶碱浓度的维持时间往往显著延长。应酌情调整用药剂量或延长用药间隔时间。上述医嘱建议医师减少氨茶碱的用量，并监测老年患者的心率情况。

六、给药途径

药物经不同的给药途径，会产生不同的吸收速率和程度，造成血药浓度不同，分布和消除也可能不同，甚至还可能改变药物的作用性质。临床上常用的给药途径包括：胃肠道给药，如口服、舌下、直肠；注射给药，如静脉注射、肌内注射和皮下注射。不同的药物根据其自身的性质，以及临床需要，制成合适的剂型。因此，在用药过程中应严格按照药品说明中推荐的给药方式给药。

实例1

维生素B_1注射液100mg+0.9%氯化钠注射液500ml。

维生素B_1注射液药品说明书中用法均只有肌内注射，不宜静脉注射。从稳定性角度考虑，维生素B_1注射液的pH为2.5~4.0，如果静脉注射可能会因为溶媒pH的改变，造成主药成分的分解。从安全角度考虑，维生素B_1注射液可能引起过敏或过敏样反应，而且多发生于静脉注射。因此，肌内注射或许较静脉注射更为安全。建议医生将用法改为肌内注射。

实例2

甲钴胺注射液0.5mg+5%葡萄糖注射液250ml。

甲钴胺是一个大环金属络合物，对光敏感，在光照下易分解。加入溶媒稀释后，由于甲钴胺分子被水分子所分散，使之对光的通透性增加，加剧甲钴胺的光解作用。因此认为静脉滴注甲钴胺注射液为不合理。建议医生将用法改为肌内注射。

七、用药频次

给药频次与药物在体内的消除速率有关，也需根据病情而定。对于半衰期短的药物，给药频次相应增加；对于半衰期长或毒性大的药物，相应延长给药时间，或规定每日的用量和疗程；对于肝肾功能较弱的患者，也应适当减少给药频次，以防药物蓄积中毒。

实例1

氟康唑氯化钠注射液0.2g，bid。

因氟康唑血浆消除半衰期长，使其仅需给药一次，便可治疗阴道念珠菌病，而治疗其他真菌感染时，每日亦只需给药一次。

实例2

注射用头孢唑林钠2g+0.9%氯化钠注射液100ml，qd。

头孢唑林为第一代头孢菌素，属于时间依赖型抗生素。日剂量一次给药无法满足抗菌要求，且极易使细菌产生耐药性。根据病情需要一日2～4次。

八、药物配比

药物配比，指确保了各药物组分配伍稳定性的前提下，药物各个组分之间的比例。例如全合一肠外营养中，常常需要审核各个药物之间的比例。

实例1

小儿复方氨基酸注射液（19AA-I）（20ml：1.2g）	40.0ml	ivgtt	qd
多种油脂肪乳注射液（C6-24）（20%）	25.5ml	ivgtt	qd
50%葡萄糖注射液	22.4ml	ivgtt	qd
10%葡萄糖注射液	16.1ml	ivgtt	qd

上述医嘱涉及新生儿肠外营养。在肠外营养中，氨基酸是不可或缺的组分。一方面提供合成蛋白质所需的必要成分，另一方面氨基酸在整个体系中的浓度大于等于2.5%可维持肠外营养的稳定性。上述肠外营养医嘱中氨基酸的浓度约2.3%，建议医生适当增加氨基酸的用量，使其浓度不低于2.5%。

实例2

脂肪乳氨基酸（17）葡萄糖（11%）			
注射液（1440ml）	1440.0ml	ivgtt	qd
50%葡萄糖注射液	120.0ml	ivgtt	qd
人胰岛素注射液（10ml：400单位）	16.0单位	ivgtt	qd
脂肪乳注射液（C14-24）（20%）	250.0ml	ivgtt	qd
多种微量元素注射液Ⅱ	10.0ml	ivgtt	qd
脂溶性维生素注射液Ⅱ	10.0ml	ivgtt	qd
注射用水溶性维生素	1支	ivgtt	qd
丙氨酰谷氨酰胺注射液（50ml：10g/瓶）	50.0ml	ivgtt	qd
氯化钾注射液（10ml：1g）	27.0ml	ivgtt	qd

上述医嘱是成人患者的肠外营养。肠外营养中有两大能供系统：葡萄糖和脂肪乳。若脂肪乳供能大于非蛋白供能的60%，患者容易发生脂肪超载。上述医嘱中脂肪乳中供能占61%，建议调整糖脂比。

九、重复用药

重复用药是指无正当理由为同一患者同时开具2种以上药理作用相同的药物。以下为3种常见重复用药的情况：同一药物成分但不同通用名的药物一起处方，导致剂量和作用重复，可能发生用药过量和药物不良反应；含有相同主要成分的复方制剂联用；同类药物，相同作用机制的药物合用。提示药师在审核医嘱过程中也要熟悉每一个复方制剂的主药成分，查看是否存在重复用药的情况。还有一类重复用药的情况存在于抗生素的使用，即抗菌谱相似的同一类型抗菌药物，联合使用，这样既浪费药物资源，加重了患者经济负担，同时还增加了患者的代谢负担。

实例1

头孢哌酮，头孢他啶二者联用。

两个头孢三代类药物同时使用。抗菌谱相似，同时使用还可能出现更多的不良反应，并增加肝肾的代谢负荷，建议选用一种即可。

实例2

注射用曲克芦丁，复方曲肽注射液二者联用。

复方曲肽注射液是复方制剂，主要成分就是曲克芦丁。建议只用其中一种药物即可。重复给药容易造成药物蓄积，从而引发不良反应。

十、手误

目前临床多采用电子录入医嘱的模式，在输入过程中应避免出现规格剂量单位（如 g、mg 等）输入差错；或药品包装单位（如盒、支等）输入差错；避免出现口服药用法录为静脉滴注等错误。

十一、其他

超最大装量。每种输液生产过程中都留有一定空间，用于后续加入适量的药液，但若所添加的药液的量超过输液能够承受的最大装量，发生漏液、破裂、胀破的可能性就会很大，审方药师也需建议医生适当调整溶媒量。

第二节　肠外营养

肠外营养（parenteral nutrition，PN）是通过外周或中心静脉为无法正常进食的患者供给机体所需的营养要素，它作为一种营养支持疗法和某些疾病的主要治疗手段，在预防和纠正营养不良，增强患者体质，提高患者对疾病及创伤的耐受力，加速伤口愈合，促进幼儿的生长发育等方面发挥着至关重要的作用。然而，营养不足和营养过剩对机体都是不利的。因此，为确保患者能最大获益以及在使用过程中的安全性，药师应对肠外营养液的含量配比等进行审核。

一、肠外营养基本概念

肠外营养是指通过胃肠道以外的途径（通常是静脉）供给机体所需的营养物质，包括葡萄糖、氨基酸、脂肪乳、维生素、电解质、微量元素和水。当患者需要的所有营养物质均从胃肠外途径供给时，称为全肠外营养（total parenteral nutrition，TPN）。

二、影响肠外营养液稳定性的因素

将葡萄糖、氨基酸、脂肪乳和其他营养素全部混合于一个袋子中输注，称为"全合一"系统（all-in-one，AIO），美国肠外肠内营养学会（Amecican society for parenteral and enteral nutrition，ASPEN）称之为全营养混合液（total nutrient admixture，TNA）。稳定性是指在规定时间内（储存和输注），肠外营养液的状态保持不变。其体现在TNA中所有成分都保持生物活性，各成分之间不发生反应，无沉淀产生，脂肪乳的颗粒大小和分布无改变。TNA中成分多且各成分的理化性质不同，相互作用复杂多样，这使得TNA的稳定性受到多种因素的影响。

（一）电解质的浓度

加入TNA的电解质主要有钠、钾、氯、钙、镁等，其中阳离子可与脂肪乳剂表面的负电荷结合，使脂肪颗粒相互靠近，从而发生聚集和融合，导致油水分层。一般来说，阳离子的价数越高，中和磷脂负电荷的能力越强，对脂肪乳的"破乳"作用越大，阳离子的浓度越高，脂肪乳也越不稳定。钙还可与发生降解的维生素C生成草酸钙沉淀，与甘油磷酸钠生成最危险的结晶性沉淀，即磷酸氢钙（$CaHPO_4$）沉淀。因此，为保证TNA的稳定性以及输注过程中的安全性，控制TNA中的一价阳离子（Na^+、K^+）浓度 $\leq$ 150mmol/L、二价阳离子（Mg^{2+}、Ca^{2+}）浓度 $\leq$ 10mmol/L为宜。

（二）葡萄糖的浓度

葡萄糖注射液的pH为3.2～6.5，偏酸性，其会降低脂肪乳的pH和TNA的总体pH，葡萄糖浓度过高时，可使部分脂肪颗粒表层受到破坏，脂肪颗粒间的空隙消失而产生凝聚，引发脂肪乳剂的破坏。为保证肠外营养液的稳定性，宜将TNA中葡萄糖的终浓度控制在3.3%～23.0%。

（三）氨基酸的浓度

氨基酸作为一个具有酸性羧基和碱性氨基的两性分子，在调节和缓冲肠外营养液的pH方面起着重要的作用。它能抵消pH较低的葡萄糖溶液对脂肪乳剂的破坏，防止脂肪乳剂的pH下降及其颗粒大小分布的改变。氨基酸的量越多，浓度越高，缓冲能力则越强。为了保证脂肪乳剂和肠外营养液的稳定性，应控制TNA中氨基酸的浓度不低于2.5%。

（四）钙、磷浓度

肠外营养液中通常会加入人体每天必需摄入的营养素钙和磷，当钙和磷达到一定浓度时，会生成肠外营养液中最危险的结晶性磷酸氢钙（$CaHPO_4$）

沉淀。当加入的钙、磷为无机钙和无机磷制剂时，该沉淀更容易产生。为避免磷酸氢钙（$CaHPO_4$）沉淀的生成，在选用钙磷制剂时，建议选用有机钙（如葡萄糖酸钙）和有机磷（如甘油磷酸钠）制剂，并控制钙、磷同时存在时钙磷离子的浓度乘积始终小于 72mmol/L。

（五）维生素C

维生素是人体每日必需补充的营养素之一，包括水溶性维生素和脂溶性维生素，其中部分维生素的化学性质不稳定，例如维生素 C 为强还原剂，在空气中易被氧化，可与维生素 K_1 等氧化剂发生氧化还原反应，其还容易降解成草酸与钙生成草酸钙沉淀。因此，可将含有维生素 C 的足够提供正常人体每日需求量的维生素复方制剂加入到肠外营养液中，但特殊情况需输注大剂量的维生素 C 时，应单独输注。

（六）药物

在肠外营养液中加入一些治疗性和辅助性药物的有效性和其加入对肠外营养液稳定性的影响尚缺乏研究，在未得到充分证实安全有效的情况下，不建议将除七大营养素外的其他药物加入肠外营养液中，以免引发不良事件。目前已证实肝素会影响脂肪乳的稳定性，禁止将其加入肠外营养液中。

（七）TNA的pH

TNA 的最终 pH 会影响脂肪乳的稳定性，随着 pH 的降低，Zeta 电位逐渐减小，脂肪乳剂将趋于不稳定。当 pH＜5 时，脂肪乳粒之间的排斥力减弱而出现凝聚，脂肪乳的稳定性受到不同程度的破坏。而 pH 偏高时，葡萄糖与氨基酸混合会发生褐变反应，钙制剂与磷制剂易产生钙磷沉淀，维生素 C 易降解产生草酸盐沉淀，维生素 B_1、维生素 B_2、维生素 B_6 等结构易被破坏而失效，宜控制 TNA 的 pH 在 5～6。

除了以上这些因素之外，光照、贮藏温度和时间、配制混合顺序、包装材料等均会影响肠外营养液的稳定性，在调配、输注和贮存过程中应加以观察和监测。

三、成人肠外营养支持

（一）成人肠外营养的应用指征

（1）广泛小肠切除、肠梗阻、胃肠道瘘、重症胰腺炎、严重腹泻和顽固性呕吐等导致胃肠功能不全。

（2）恶性肿瘤的治疗（如进行骨髓移植和接受大剂量放疗或化疗）。

（3）严重分解代谢状态下营养吸收不良（如颅脑外伤、严重创伤、严重烧伤、败血症、大手术围术期等）。

（4）器官衰竭（如肾衰竭、呼吸功能衰竭）。

（5）获得性免疫缺陷综合征。

（6）其他消化道功能障碍导致的严重营养不良。

（二）成人肠外营养中的成分与需要量

1. **氨基酸**　一般来说，健康成人对氨基酸的需要量是 $0.8 \sim 1.0$ g/（kg·d），也应根据患者的体重和临床情况来定，例如明显的蛋白丢失、严重分解代谢、重度营养不良时需要较多的氨基酸，而肝肾功能不全的患者则需要限制氨基酸的用量。

2. **脂肪乳**　肠外营养主要由葡萄糖和脂肪乳供能，脂肪乳一般供能占总能量的25%~40%，特殊情况如有呼吸衰竭，且脂肪乳耐受可以给予50%的脂肪乳，如明显高三酰甘油血症的患者要减少脂肪乳的用量。一般长链脂肪乳剂应小于0.1g/（kg·d），中长链脂肪乳剂应小于0.15g/（kg·d）。

3. **葡萄糖**　葡萄糖可被机体大部分细胞利用，是目前唯一可以在肠外营养中使用的碳水化合物。健康成人对葡萄糖的需要量为5.0mg/（kg·min）。

4. **电解质**　电解质是营养支持不可缺少的一部分，其用量应根据患者病情进行调整，如患者肾衰竭时应减少用量，胃肠道丢失过多时应增加用量。每日电解质的推荐用量在下文会提到，这里不再列出。

5. **维生素**　维生素是人体必需的营养元素，目前认为水溶性维生素的安全剂量范围较宽，而脂溶性维生素的安全剂量范围较窄。维生素的推荐用量如下（表3-2-1）。

表3-2-1　维生素的推荐用量

维生素	推荐用量
A/mg	6.5
D/mg	1.3
E/mg	1.2
K/mg	0.3
B_1/μg	30

续表

维生素	推荐用量
B_2/μg	10
B_6/μg	19
B_{12}/mg	0.95
C/mg	100
叶酸/μg	400
生物素/μg	60
烟酸（尼克酸）/μg	131

6. 微量元素　微量元素跟维生素一样，对人体同样重要，如果供给不足时会影响机体生化功能的改变或组织结构的重建。微量元素的推荐用量（表3-2-2）。

表3-2-2　微量元素的推荐用量

微量元素	推荐用量
铁/mg	1.2
锌/mg	6.5
铜/mg	1.3
硒/μg	30
镁/mg	0.3
钼/μg	19
铬/μg	10
碘/μg	131
氟/μg	0.95

四、小儿肠外营养支持

（一）小儿的生理特点

小儿一般包括早产儿、婴儿和儿童，早产儿又属于新生儿。新生儿指的是胎儿娩出母体并自脐带结扎起，至出生后满28天的这一段时间。早产儿指出生时小于37周的新生儿，他们出生时由于伴随疾病，营养状况以及营养需求可能会各不相同。

新生儿的生理功能及生化代谢过程处于从宫内到宫外生活急剧变化的适应过程，其生理功能需进行有利于生存的重大调整，如肺呼吸的建立、消化及排泄功能的启动、血液循环的改变等，这些迅速变化的生理过程决定了新生儿对药物的吸收、分布、代谢、排泄等体内过程，不同于其他年龄期的儿童，更不同于成人，尤其是新生儿器官发育尚不成熟，器官功能亦未发育完善，多数酶系统不够健全，新生儿对药物更加敏感，更容易发生不良反应。由于新生儿患者的生理特点与成人有明显的不同，其对肠外营养支持及营养成分的需要明显不同于成人。

（二）小儿肠外营养应用指征

如果肠内途径无法满足营养需求时，此时应考虑使用肠外营养，其应用指征可分为消化道疾病和非消化道疾病。

消化道疾病主要包括：①消化道吸收不良，如放射性肠炎、短肠综合征、迁延性或难治性腹泻、肠道细菌过度生长等；②先天性消化道畸形，如肠闭锁、食道闭锁、腹裂、膈疝等；③系统性疾病，如因化疗引起严重消化道的功能紊乱者；④需肠道禁食的疾病，如坏死性小肠结肠炎、急性胰腺炎、小肠淋巴管扩张症、炎症性肠病、消化道出血（如应激性溃疡）等。

非消化道疾病主要包括：①低体重儿、早产儿、极低和超低体重儿；②严重营养不良；③高代谢性疾病；④神经性呕吐；⑤呼吸窘迫综合征予呼吸机支持者；⑥血液肿瘤疾病，如白血病化疗和恶性实体瘤、骨髓移植等；⑦代谢性疾病。

（三）小儿肠外营养中的成分与需要量

1. 氨基酸 20世纪80年代之前没有小儿专用氨基酸溶液，应用于成人和大年龄儿童的营养支持，效果较为理想，但应用于新生儿、早产儿、婴幼儿效果有待提高，而且存在一些问题，如配方中甘氨酸含量过高，胱氨酸、酪氨酸含量低等。20世纪80年代之后出现了小儿专用氨基酸，以上问题才得到解决。

小儿氨基酸需要量：一般来说，新生儿在出生后12～24小时即可应用氨基酸，肾功能不全者除外，正常从1.0～2.0g/（kg·d）开始，足月儿可至3.0g/（kg·d），早产儿从1.0g/（kg·d）开始，按0.5g/（kg·d）的速度逐渐增加，早产儿可增至3.5g/（kg·d）。婴儿应用肠外营养时可按2.0～3.0g/（kg·d）来计算氨基酸的用量；儿童按1.5～2.0g/（kg·d）来计算氨基酸的用量。

2.脂肪乳 脂肪乳可以增加机体的能量，提高氮的储存量，同时可以提供必要脂肪酸。脂肪乳剂最早的时候是以红花油或大豆油为原料，大豆磷脂为乳化剂。目前国内主要有长链脂肪乳剂和中长链脂肪乳剂，中长链脂肪乳剂中的链脂肪酸的代谢不需要肉毒碱转运。肝功能异常、危重患儿、早产儿等相对缺乏肉毒碱，选择中长链脂肪乳剂更适宜。

小儿的脂肪乳需要量：建议出生24小时后的早产儿使用20%脂肪乳剂，一般来说，中长链混合型脂肪乳剂优于纯长链脂肪乳剂，建议剂量从 $0.5 \sim 1.0g/$（kg·d）开始，婴儿用量为 $1.0 \sim 3.0g/$（kg·d），儿童用量为 $1.0 \sim 2.0g/$（kg·d），足月儿无黄疸者建议从 $1.0 \sim 2.0g/$（kg·d）开始，按 $0.5g/$（kg·d）的速度逐渐增加，总量不超过 $3g/$（kg·d）。

3.葡萄糖 可被机体利用的碳水化合物主要包括甘油、山梨醇、葡萄糖、果糖、蔗糖等，目前应用最为广泛的为葡萄糖，因其既经济又易被人体利用和监测，而且其具有较高的可利用热量，因此目前肠外营养液中最主要的非蛋白能量来源是葡萄糖注射液。新生儿应用肠外营养时，要注意出生体重越低，日龄和胎龄越小，病情越危重，其对葡萄糖的耐受性越差。应用时要注意葡萄糖的用量，一旦输注剂量过大或浓度过高的葡萄糖，可能会马上引发高血糖。

小儿的葡萄糖需要量要求如下：建议开始剂量为 $4 \sim 8mg/$（kg·min），按 $1 \sim 2mg/$（kg·min）的速度逐渐增加，最大剂量不超过 $11 \sim 14mg/$（kg·min），使用过程中注意监测血糖。新生儿不推荐使用胰岛素。

4.电解质 小儿应用肠外营养时，建议每日都补充电解质，小儿每日推荐电解质用量详见表（表3-2-3）。

表3-2-3 小儿肠外营养每日推荐电解质用量

电解质	婴儿（小于10kg）[mmol/（kg·d）]	儿童（10~13kg）(mmol/d)
磷	1~3	6~50
镁	0.25~0.5	2~12
钙	0.25~1.5	2.5~10
氯	4~12	20~150
钾	2~4	20~240
钠	2~4	20~150

5.维生素　小儿应用肠外营养时可按需补充维生素，最好使用小儿专用的维生素制剂，维生素一般包括水溶性维生素（维生素B_1、维生素B_2、维生素B_6、维生素B_{12}、维生素C、生物素、叶酸、烟酸和泛酸）和脂溶性维生素（维生素A、维生素D、维生素E和维生素K）。小儿每日推荐维生素用量详见表（表3-2-4）。

表3-2-4　小儿每日推荐维生素用量

维生素	儿童	婴儿	早产儿
A（μg）	450 ~ 1000	300 ~ 750	75 ~ 300
D（IU）	200 ~ 2500	100 ~ 1000	200 ~ 500
E（mg）	10 ~ 15	3 ~ 10	3 ~ 15
K（μg）	50 ~ 70	50 ~ 75	5 ~ 80
B_1（mg）	1.5 ~ 3	0.4 ~ 0.5	0.1 ~ 0.5
B_2（mg）	1.1 ~ 3.6	0.4 ~ 0.6	0.15 ~ 0.3
B_5（mg）	0.5 ~ 5	2 ~ 5	0.4 ~ 1.5
B_6（mg）	1.5 ~ 2	0.1 ~ 1	0.08 ~ 0.35
B_{12}（mg）	3 ~ 100	0.3 ~ 3	0.3 ~ 0.6
C（mg）	20 ~ 100	25 ~ 35	20 ~ 40
叶酸（μg）	100 ~ 500	20 ~ 80	50 ~ 200
生物（μg）	150 ~ 300	35 ~ 50	5 ~ 30
烟酸（mg）	5 ~ 40	6 ~ 8	0.5 ~ 2

6.微量元素　小儿应用肠外营养时可按需给微量元素，最好使用小儿专用的微量元素制剂，体重大于15 kg的儿童可用成人用的微量元素制剂，微量元素一般包括铁、铜、锰、钼、铬等。小儿每日推荐微量元素用量详见表（表3-2-5）。

表3-2-5　小儿每日推荐微量元素用量

微量元素	儿童 [μg/（kg·d）]	婴儿 [μg/（kg·d）]	早产儿 [μg/（kg·d）]
铁	100 ~ 2500	50	100 ~ 200
锌	1000 ~ 5000	100 ~ 250	300 ~ 500
铜	200 ~ 300	20 ~ 30	20 ~ 50
硒	30 ~ 60	2 ~ 3	1 ~ 2
锰	50 ~ 250	1 ~ 10	1 ~ 10

续表

微量元素	儿童 [μg/（kg·d）]	婴儿 [μg/（kg·d）]	早产儿 [μg/（kg·d）]
钼	50~70	0.25~10	0.25~2
铬	10~20	0.25~2	0.25~3
碘	50~100	1~5	1~1.5
氟	20	20	

五、审核要点

（一）禁忌证

审核患者有无使用肠外营养的禁忌证，诊断与病情是否适合使用肠外营养。

（二）配伍是否合理

肠外营养液中既有水溶性成分，又有脂溶性成分，是一个不稳定体系，其稳定性受到多种因素的影响。大多数药物加入肠外营养液中的相容性和稳定性目前尚无相关研究，肠外营养液中本身包含的化学成分多达几十种，在没有进行充分的研究、有效性和安全性得到证实之前，不可随意将七大营养素外的其他药物加入肠外营养液中，以免破坏肠外营养液的稳定性，从而对患者的治疗造成不良影响。

（三）营养素的选择是否合理

不同人群不同疾病对某些营养素的需求是不同的，例如氨基酸，在临床中应根据患者的年龄、病情以及用药目的进行合适的选择。

1.平衡型氨基酸　其所含的必需和非必需氨基酸比例基本符合正常人体的基本代谢需求，适用于肝肾功能正常的营养不良患者，如复方氨基酸注射液（18AA）等。

2.肝用氨基酸　肝功能受损时，血浆中支链氨基酸（BCAA）浓度下降，芳香氨基酸（AAA）浓度上升，此时应补充支链氨基酸来纠正血浆中支链氨基酸和芳香氨基酸的失衡，防止因脑内芳香氨基酸浓度过高和假性神经递质出现引起的肝性脑病。常用的有复方氨基酸注射液（3AA）、复方氨基酸注射液（6AA）、复方氨基酸注射液（20AA）等。

3.肾用氨基酸 慢性肾衰竭时，体内大多数的必需氨基酸血浆浓度下降，此时应补充必需氨基酸使肾衰竭患者血浆和组织内的必需氨基酸缺乏得以纠正，必需氨基酸与非必需氨基酸的比例恢复正常，如复方氨基酸注射液（9AA）。

4.小儿用氨基酸 苯丙氨酸在体内经苯丙氨酸羟化酶转化为酪氨酸，婴幼儿肝酶系统不健全，体内的苯丙氨酸羟化酶活性低，缺乏该酶时苯丙氨酸会被转化成苯丙酮酸，浓度过高则导致婴幼儿大脑损伤发育迟缓。同时胱硫醚酶的活性低易产生高蛋氨酸血症，甘氨酸含量高时容易造成血氨过高。而组氨酸对处于生长发育的婴儿是必需的，半胱氨酸和酪氨酸对于早产儿也是必需的。为适应婴幼儿的代谢特点，满足婴幼儿的营养需求，小儿用氨基酸降低了苯丙氨酸、蛋氨酸和甘氨酸的含量，增加了组氨酸、半胱氨酸和酪氨酸的含量。常用的有小儿复方氨基酸注射液（18AA-Ⅰ）、小儿复方氨基酸注射液（18AA-Ⅱ）、小儿复方氨基酸注射液（19AA-Ⅰ）等。

5.其他氨基酸 谷氨酰胺具有保护肠黏膜屏障、增加谷胱甘肽合成、提高抗氧化状态、刺激细胞增殖、维持机体免疫功能等作用，在感染、炎症和代谢应激等状态下可酌情补充，但其不得作为肠外营养液中唯一的氨基酸来源，应与复方氨基酸注射液合用。

除此之外，脂肪乳制剂、维生素制剂等也应根据人群和疾病特点进行选择。如中、短链脂肪酸有神经毒性，禁用于妊娠患者；在早产儿应用脂肪乳剂的研究中，多种油脂肪乳（SMOF）能够提高二十碳五烯酸（EPA）和维生素E的水平，减少早产儿和新生儿的氧化应激反应，促进生长发育。需补充脂溶性维生素时，儿童选用脂溶性维生素注射液（Ⅰ），成人选用脂溶性维生素注射液（Ⅱ）。

（四）营养素的用量及配比是否合理

TNA中适宜的含量配比不仅能为患者提供营养支持，还能有效治疗患者的疾病和减少不良反应的发生，对患者的用药安全也起着尤为重要的作用。

1.正常成年人基础能量消耗 有研究表明通过下列Harris-Benedict公式计算出来基础能量消耗（basal energy expenditure，BEE）的结果比实际测量值高出了10%左右，在估算能量需求时应注意。

男：BEE（kcal/d）=66.4730+13.7513W+5.0033H-6.7750A

女：BEE（kcal/d）=655.0955+9.5634W+1.8496H-4.6756A

（W：体重，kg。H：身高，cm。A：年龄，岁）

2. **葡萄糖**　葡萄糖是机体最主要的能量底物，是 TNA 中唯一的碳水化合物来源，一般来说，正常成年人每日摄入量不应超过 7 g/kg，过量使用会造成营养过度，且其会转化为脂肪在肝脏内堆积，引发脂肪肝、胆汁淤积和肝功能损害。同时，为保证肠外营养液的稳定性，葡萄糖在 TNA 中的浓度宜控制在 3.3% ~ 23.0%。

3. **脂肪乳**　为降低高血糖的风险，保证必需脂肪酸的供给，TNA 中加入脂肪乳与葡萄糖组成"双能源系统"供能，成人常用剂量为 1.2 ~ 1.5g/（kg·d），在慢性阻塞性肺疾病、糖尿病、恶性肿瘤等患者中可适当增加脂肪供给以适应这些疾病状态下机体的代谢改变，但最大不应超过 2.0g/（kg·d），因为应用过量时会造成体内脂肪超载，容易引起代谢并发症如酮症酸中毒和高脂血症。

4. **糖脂比**　在 TNA 中，葡萄糖提供 50% ~ 70% 的非蛋白质热量，脂肪乳提供 30% ~ 50% 的非蛋白质热量，糖脂比（即葡萄糖和脂肪乳提供的热量比值）一般为（1 ~ 2）∶1。某些疾病如呼吸衰竭等可适当增加脂肪乳的用量，但脂肪占比不宜超过 60%。

5. **氨基酸**　氨基酸的主要作用是提供氮能，维持机体的正氮平衡。正常成年人每日氨基酸的基础需要量为 0.8 ~ 1.0g/kg，可根据代谢的变化需求提高到 2.0g/（kg·d），甚至更高，例如在应激和恶性肿瘤状态下，机体对蛋白质的需求量增加。而在肝肾功能不全时，则需限制氨基酸的用量，并且要根据疾病特点选用合适的氨基酸制剂。需注意的是，丙氨酰谷氨酰胺不得作为肠外营养中唯一的氨基酸来源，应与复方氨基酸合用，其给药剂量一般为 1.5 ~ 2.0ml/（kg·d），它所供给的氨基酸量不应超过全部氨基酸供给量的 20%，且在混合液中的最大浓度不应超过 3.5%。为确保肠外营养液的稳定性，TNA 中总的氨基酸浓度不应低于 2.5%。

6. **热氮比**　即非蛋白质热量（kcal）与氮量（g）的比值（NPC∶N），一般为（100 ~ 150）∶1。热氮比过低时氨基酸起不到合成蛋白质的作用，而是作为能量被消耗，造成氨基酸的浪费；过高时则会导致高血糖和肝脏脂肪浸润等代谢并发症的发生。因此，在不同的疾病状态下应对热氮比做适当的调整，以使三大营养物质在体内能得到充分合理的应用。

7. **电解质**　电解质的主要作用是维持机体内的酸碱平衡与渗透压平衡，在维持机体生命及各脏器的生理功能中也是不可或缺的，其每日生理需要量见表（表3-2-6），实际用量应根据病情和检验结果进行适当的调整，如肾衰竭时应减少用量，胃肠道丢失过多时应增加用量。电解质对脂肪乳的稳定性影响较大，特别是阳离子，为确保肠外营养液的稳定性，宜控制一价阳离子（Na^+、K^+）浓度 $\leq 150mmol/L$、二价阳离子（Mg^{2+}、Ca^{2+}）浓度 $\leq 10mmol/L$。另外考虑到患者的用药安全性，钾离子（K^+）浓度不宜超过 $45mmol/L$，因为静脉输注浓度过高时，易刺激静脉内膜引起疼痛，甚至引起静脉炎等其他不良反应。

表3-2-6　每日电解质生理需要量

电解质	钠	钾	钙	镁	磷
生理需要量/mmol	80～100	60～150	2.5～5	8～12	15～30

8. 维生素　维生素在体内对物质的代谢调节具有重要的作用，包括水溶性维生素和脂溶性维生素，其中脂溶性维生素制剂有适用于11岁以下儿童的脂溶性维生素注射液（Ⅰ），每日常用量为0.2支/kg，最大剂量为2支；还有适用于11岁以上儿童和成人的脂溶性维生素注射液（Ⅱ），常用量为每日1支。脂溶性维生素的安全剂量范围较窄，应避免过量使用。注射用水溶性维生素的常用量为新生儿及体重不满10kg的儿童每日0.1瓶/kg，体重10kg以上儿童和成人每日1瓶。因水溶性维生素可经尿排泄，不易对人体造成损害，如需要可酌情用到4瓶。

9. 微量元素　包括铁、锌、硒、碘、铬、铜等，它们在体内参与酶的合成、上皮生长等生理过程。微量元素制剂有成人用的多种微量元素注射液（Ⅱ），推荐剂量为每日1支。

10. 液体需求量　正常情况下，成人每日液体生理需要量为30～35ml/kg，儿童为30～120ml/kg，婴儿为100～150ml/kg。在发热、严重烧伤、严重腹泻等状态下需求量增加，在创伤急性期后的水肿、少尿型肾衰竭、心力衰竭等状态下需求量减少。

（五）胰岛素

将胰岛素加入TNA中不利于血糖的控制，而且聚氯乙烯（PVC）输液袋对胰岛素有较强的吸附作用，在输注开始时易出现高血糖，而在输注快结束时易出现低血糖，如需使用胰岛素控制血糖，推荐通过胰岛素泵单独输注。确需在TNA中加入胰岛素时，一般葡萄糖（g）与胰岛素（IU）的比值为（5～10）：1。值得注意的是，只有静脉用胰岛素注射液才能加入肠外营养液中。

（六）渗透压是否合适

如患者是通过外周静脉置管（PVC）输注，肠外营养液的渗透压应不高于 900mOsm/L，渗透压高于 900mOsm/L 时，应通过中心静脉置管（CVC）输注。TNA 中各组分渗透压的估算见表（表 3-2-7）。

表 3-2-7　TNA 各组分渗透压的估算

TNA组分	渗透压/mOsm
葡萄糖	5/g
氨基酸	10/g
脂肪	1.3 ~ 1.5/g
电解质	1/mEq
微量元素	19/支

六、案例分析

（一）一价阳离子浓度不适宜

案例

【处方描述】

患者信息

性别：男　　年龄：56 岁

临床诊断：小肠坏死

处方：

脂肪乳注射液（$C_{14 \sim 24}$）（20%）	100ml	ivgtt	qd
50% 葡萄糖注射液	200ml	ivgtt	qd
复方氨基酸（15）双肽（2）注射液（13.4%）	200ml	ivgtt	qd
10% 氯化钠注射液	70ml	ivgtt	qd
多种微量元素注射液	10ml	ivgtt	qd
人胰岛素注射液	30 单位	ivgtt	qd
注射用多种维生素（12）	1 瓶	ivgtt	qd

【处方问题】

配制浓度不适宜。

【处方分析】

脂肪乳是一种溶胶液体，适量电解质利于溶胶带电、形成足够大电动电势，但过多电解质又是引起溶胶不稳定性的原因之一。TNA中一价阳离子浓度应小于150mmol/L，未经稀释的浓电解质溶液不应与脂肪乳直接接触。该处方中10%氯化钠注射液用量为70ml（7g），一价阳离子浓度达206.3mmol/L，高于一价阳离子浓度应小于150mmol/L的要求，不利于TNA的稳定性，

【干预建议】

建议10%氯化钠注射液的用量应少于49ml（即4.9g氯化钠）。

（二）二价阳离子浓度不适宜

案例

【处方描述】

患者信息

性别：男　　年龄：1岁

临床诊断：新生儿呼吸窘迫综合征

处方：

10%葡萄糖注射液	20.2ml	ivgtt	qd
50%葡萄糖注射液	15ml	ivgtt	qd
10%氯化钠注射液	2ml	ivgtt	qd
10%氯化钾注射液	3ml	ivgtt	qd
小儿复方氨基酸注射液（19AA-I）（6%）	50ml	ivgtt	qd
10%葡萄糖酸钙注射液	10ml	ivgtt	qd
注射用水溶性维生素	0.1瓶	ivgtt	qd
脂溶性维生素注射液（Ⅰ）	1ml	ivgtt	qd
多种油脂肪乳注射液（20%）	15ml	ivgtt	qd

【处方问题】

配制浓度不适宜。

【处方分析】

电解质浓度过高会使脂肪乳滴之间的负电位减小，引起乳粒的聚集直至

破乳，进而影响TNA的稳定性，二价阳离子比一价阳离子影响更大，且随加入二价阳离子浓度增大对TNA稳定性的影响也越大。《规范肠外营养液配制》专家共识中提到：二价阳离子浓度应小于10mmol/L，未经稀释的浓电解质溶液不应与脂肪乳直接接触。该处方中二价阳离子浓度为19.2mmol/L，偏高，不利于TNA的稳定性。

【干预建议】

建议葡萄糖酸钙的用量应少于5ml（即0.5g葡萄糖酸钙）。

（三）葡萄糖终浓度不适宜

案例

【处方描述】

患者信息

性别：女　　年龄：2个月

临床诊断：新生儿短暂性心肌缺血

处方：

50%葡萄糖注射液	70ml	ivgtt	qd
小儿复方氨基酸注射液（19AA–I）（6%）	60ml	ivgtt	qd
多种油脂肪乳注射液（20%）	9.5ml	ivgtt	qd
10%氯化钠注射液	2.4ml	ivgtt	qd
10%氯化钾注射液	2.4ml	ivgtt	qd

【处方问题】

葡萄糖配制浓度不适宜。

【处方分析】

葡萄糖浓度过高不利于TNA中脂肪乳稳定性，容易引起脂肪乳凝聚，为防止脂肪乳凝聚，葡萄糖浓度不应超过23%为宜。该处方中葡萄糖用量为35g，葡萄糖终浓度为24.3%，偏高，不利于TNA的稳定性，而且容易导致静脉炎。

【干预建议】

建议50%葡萄糖注射液用量应少于64ml（即32g葡萄糖）。

（四）氨基酸浓度不适宜

案例

【处方描述】

患者信息

性别：男　　年龄：35岁

临床诊断：胆总管恶性肿瘤

处方：

复方氨基酸（15）双肽（2）注射液（13.4%）	250ml	ivgtt	qd
脂肪乳注射液（$C_{14\sim24}$）（20%）	250ml	ivgtt	qd
50%葡萄糖注射液	600ml	ivgtt	qd
10%葡萄糖注射液	500ml	ivgtt	qd
10%氯化钠注射液	20ml	ivgtt	qd
10%氯化钾注射液	20ml	ivgtt	qd
10%葡萄糖酸钙注射液	10ml	ivgtt	qd
注射用水溶性维生素	1瓶	ivgtt	qd
脂溶性维生素注射液（Ⅱ）	10ml	ivgtt	qd
人胰岛素注射液	10单位	ivgtt	qd

【处方问题】

氨基酸浓度不适宜。

【处方分析】

通常认为氨基酸在TNA中自身稳定，且有助于维持TNA的稳定，氨基酸分子呈电中性，具有缓冲作用，在TNA中对脂肪乳有一定的保护作用。当氨基酸浓度过低时，缓冲能力较差，脂肪乳不稳定，容易被pH较低的葡萄糖所破坏产生"破乳"。《肠外营养临床药学共识（第二版）》中提到：TNA中氨基酸终浓度应≥2.5%。该处方中氨基酸终浓度为2.1%，浓度过低，不利于TNA的稳定。

【干预建议】

可增加复方氨基酸（15）双肽（2）注射液的用量至307ml。

（五）糖脂比不适宜

案例 ①

【处方描述】

患者信息

性别：男　　年龄：25 岁

临床诊断：营养不良

处方：

复方氨基酸注射液（18AA-Ⅱ）（10.36%）	500ml	ivgtt	qd
50% 葡萄糖注射液	800ml	ivgtt	qd
多种微量元素注射液	10ml	ivgtt	qd
甘油磷酸钠注射液	10ml	ivgtt	qd
结构脂肪乳注射液（20%）	250ml	ivgtt	qd
10% 氯化钠注射液	10ml	ivgtt	qd
人胰岛素注射液	5单位	ivgtt	qd

【处方问题】

能量配比不适宜。

【处方分析】

在进行肠外营养支持时，为达到更好治疗效果，糖和脂肪乳应达到一定的比例，一般要求脂肪供能 30% ~ 50%，糖脂比应为（1 ~ 3）∶1。该处方糖脂比为 3.3∶1，糖脂比偏高，可能加重已存在的应激高血糖，使糖代谢紊乱。

【干预建议】

建议 50% 葡萄糖注射液的用量应在 735ml（即 367.5g 葡萄糖）以内。

案例 ②

【处方描述】

患者信息

性别：女　　年龄：51 岁

临床诊断：子宫多发平滑肌瘤

处方：

复方氨基酸注射液（18AA–Ⅱ）（10.36%）	400ml	ivgtt	qd
10%葡萄糖注射液	250ml	ivgtt	qd
多种微量元素注射液	10ml	ivgtt	qd
甘油磷酸钠注射液	10ml	ivgtt	qd
结构脂肪乳注射液（20%）	250ml	ivgtt	qd
10%氯化钠注射液	10ml	ivgtt	qd
10%氯化钾注射液	10ml	ivgtt	qd
人胰岛素注射液	5单位	ivgtt	qd

【处方问题】

能量配比不适宜。

【处方分析】

糖脂比过低，机体内部糖原分解及糖异生会增强，可能导致高脂血症和酮中毒，因此应将糖脂比维持在（1~3）∶1。该处方中糖脂比为0.2∶1，糖脂比偏低。

【干预建议】

建议10%葡萄糖注射液的用量应至为1250ml（即125g葡萄糖）。

（六）热氮比不适宜

案例 ❶

【处方描述】

患者信息

性别：女　　年龄：45岁

临床诊断：坏死性小肠结肠炎

处方：

10%葡萄糖注射液	300ml	ivgtt	qd
50%葡萄糖注射液	800ml	ivgtt	qd
复方氨基酸（15）双肽（2）注射液（13.4%）	500ml	ivgtt	qd
10%氯化钠注射液	20ml	ivgtt	qd

10%氯化钾注射液	20ml	ivgtt	qd
10%葡萄糖酸钙注射液	10ml	ivgtt	qd
25%硫酸镁注射液	6ml	ivgtt	qd
甘油磷酸钠注射液	10ml	ivgtt	qd
多种微量元素注射液	10ml	ivgtt	qd
结构脂肪乳注射液（20%）	500ml	ivgtt	qd

【处方问题】

能量配比不适宜。

【处方分析】

热氮比是指非蛋白热量（kcal）与氮量（g）的比例，是肠外营养液中由葡萄糖或脂肪乳提供的热量与氮质量的比值。机体只有在非蛋白热量供应充足的情况下，氨基酸才能进入组织细胞，参与蛋白质的合成代谢；但当处方中热氮比过高，机体则会把多余的非蛋白热量转化为脂肪，导致肝脏浸润和高血糖的发生；因此，一般将肠外营养中的热氮比维持在（100～150）∶1。该处方中热氮比为241∶1，热氮比偏高，非蛋白热量供给过多。

【干预建议】

建议减少结构脂肪乳注射液的用量至270ml。

案例 ❷

【处方描述】

患者信息

性别：男　　年龄：33岁

临床诊断： 肛门闭锁术后

处方：

10%葡萄糖注射液	500ml	ivgtt	qd
50%葡萄糖注射液	300ml	ivgtt	qd
复方氨基酸（15）双肽（2）注射液（13.4%）	1000ml	ivgtt	qd
葡萄糖氯化钠注射液（500ml∶25g）	500ml	ivgtt	qd
10%氯化钠注射液	10ml	ivgtt	qd
10%氯化钾注射液	30ml	ivgtt	qd

10%葡萄糖酸钙注射液	20ml	ivgtt	qd
25%硫酸镁注射液	10ml	ivgtt	qd
甘油磷酸钠注射液	10ml	ivgtt	qd
多种微量元素注射液	10ml	ivgtt	qd
20%脂肪乳注射液MCT（C$_{6\sim24}$）	250ml	ivgtt	qd
注射用多种维生素（12）	1瓶	ivgtt	qd

【处方问题】

能量配比不适宜。

【处方分析】

肠外营养的热氮比过低时，输入的氨基酸将不用于蛋白质的合成，转而化成能量，造成氨基酸的浪费。该处方中热氮比为57.5∶1，不在正常范围内（100～150∶1），热氮比偏低，氨基酸将用于供能无法达到增加蛋白质合成的目的。

【干预建议】

建议增加50%葡萄糖注射液的用量至730ml。

（七）组分配比不适宜

案例

【处方描述】

患者信息

性别：男　　年龄：91岁

临床诊断：急性心力衰竭

处方：

复方氨基酸注射液（18AA-Ⅱ）（10.36%）	250ml	ivgtt	qd
10%葡萄糖注射液	250ml	ivgtt	qd
多种微量元素注射液	10ml	ivgtt	qd
多种油脂肪乳注射液（20%）	100ml	ivgtt	qd
注射用多种维生素（12）	1瓶	ivgtt	qd
人胰岛素注射液	18单位	ivgtt	qd

【处方问题】

组分配比不适宜。

【处方分析】

该肠外营养处方中热氮比为85.7∶1，低于（100~150）∶1。糖脂比为0.5∶1，低于（1~3）∶1。氨基酸及脂肪用量过低。糖∶胰岛素为1.4∶1，低于（5~10）∶1，胰岛素用量过大，有发生低血糖的风险。

【干预建议】

可增加葡萄糖的用量或者减少脂肪乳的用量，建议通过其他途径输注胰岛素。

（八）组分配比不适宜

案例

【处方描述】

患者信息

性别：女　　年龄：30岁

临床诊断：肠闭锁

处方：

10%葡萄糖注射液	350ml	ivgtt	qd
50%葡萄糖注射液	200ml	ivgtt	qd
复方氨基酸注射液（18AA-Ⅱ）（10.36%）	400ml	ivgtt	qd
10%氯化钠注射液	15ml	ivgtt	qd
10%氯化钾注射液	20ml	ivgtt	qd
10%葡萄糖酸钙注射液	10ml	ivgtt	qd
25%硫酸镁注射液	4ml	ivgtt	qd
注射用水溶性维生素	1瓶	ivgtt	qd
脂溶性维生素注射液（Ⅱ）	10ml	ivgtt	qd
多种油脂肪乳注射液	200ml	ivgtt	qd
维生素C注射液	400mg	ivgtt	qd

【处方问题】

配伍不适宜。

【处方分析】

维生素C的化学性质不稳定，易降解为草酸，并与钙离子形成草酸钙沉淀，配制时维生素C不可与钙盐直接接触。

【干预建议】

不推荐将额外（多种维生素制剂之外）的维生素C注射液加入TNA中，如需要应使用其他途径补充。

（九）组分配比不适宜

案例

【处方描述】

患者信息

性别：女　　年龄：40岁

临床诊断：肠梗阻

处方：

10%葡萄糖注射液	500ml	ivgtt	qd
50%葡萄糖注射液	400ml	ivgtt	qd
10%氯化钠注射液	20ml	ivgtt	qd
10%氯化钾注射液	20ml	ivgtt	qd
10%葡萄糖酸钙注射液	10ml	ivgtt	qd
25%硫酸镁注射液	5ml	ivgtt	qd
长链脂肪乳注射液（20%）	250ml	ivgtt	qd

【处方问题】

营养组分不完整。

【处方分析】

氨基酸作为三大营养素之一，除是TNA中不可缺少的成分，还作为pH缓冲液有利于TNA的稳定性。

【干预建议】

该处方缺少氨基酸，不利于TNA的稳定性，建议加入氨基酸注射液。

（十）组分配比不适宜

案例

【处方描述】

患者信息

性别：男　　年龄：58 岁

临床诊断：肝病术后

处方：

10%葡萄糖注射液	300ml	ivgtt	qd
50%葡萄糖注射液	200ml	ivgtt	qd
复方氨基酸注射液（9AA）（250ml：13.98g）	500ml	ivgtt	qd
10%氯化钠注射液	10ml	ivgtt	qd
10%氯化钾注射液	10ml	ivgtt	qd
10%葡萄糖酸钙注射液	5ml	ivgtt	qd
25%硫酸镁注射液	5ml	ivgtt	qd
10%中/长链脂肪乳注射液（$C_{8\sim24}V_e$）	250ml	ivgtt	qd

【处方问题】

药品遴选不适宜。

【处方分析】

　　肝病适用型以支链氨基酸为主，具有调节肝脏疾病患者氨基酸代谢紊乱的作用，可改善支链氨基酸/芳香氨基酸比例失调引起的肝性脑病的症状以及供给肝脏疾病患者的营养。

【干预建议】

　　肝病术后建议选用复方氨基酸注射液（3AA）和复方氨基酸注射液（20AA）等。

（十一）丙氨酰谷氨酰胺使用不适宜

案例

【处方描述】

患者信息

性别：男　　年龄：56 岁

临床诊断：急性坏死胰腺炎

处方：

10%葡萄糖注射液	250ml	ivgtt	qd
50%葡萄糖注射液	400ml	ivgtt	qd
丙氨酰谷氨酰胺注射液（50ml∶10g）	50ml	ivgtt	qd
10%氯化钠注射液	15ml	ivgtt	qd
10%氯化钾注射液	15ml	ivgtt	qd
注射用水溶性维生素	1瓶	ivgtt	qd
脂溶性维生素注射液（Ⅱ）	10ml	ivgtt	qd
结构脂肪乳注射液（$C_{6\sim24}$）（250ml∶50g）	250ml	ivgtt	qd

【处方问题】

用法不适宜。

【处方分析】

丙氨酰谷氨酰胺在体内分解为谷氨酰胺和丙氨酸，其中谷氨酰胺对机体具有多方面的作用，可增强免疫系统、参与合成谷胱甘肽、维持肠道屏障的结构及功能，具有改善机体代谢、氮平衡、促进蛋白质合成等功能。丙氨酰谷氨酰胺注射液是一种高浓度溶液，输注前，必须与可配伍的氨基酸注射液或含有氨基酸的输液相混合，才能更好发挥。

【干预建议】

建议加入复方氨基酸注射液11.4%（18AA–Ⅱ）、复方氨基酸注射液（14AA–SF）等可配伍的氨基酸注射液。

附：TNA 中各参数估算公式

总热量（kcal）＝葡萄糖总量（g）×3.4（kcal/g）+脂肪乳总量（g）×9（kcal/g）+氨基酸总量（g）×4（kcal/g）

单位热量（kcal/kg）＝总热量（kcal）/体重（kg）

三大营养物质热量比例＝[葡萄糖总量（g）×3.4（kcal/g）/总热量（kcal）]∶[脂肪乳总量（g）×9（kcal/g）/总热量（kcal）]∶[氨基酸总量（g）×4（kcal/g）/总热量（kcal）]

非蛋白热量（kcal）＝脂肪乳总量（g）×9（kcal/g）+葡萄糖总量（g）×3.4（kcal/g）

糖脂比＝［葡萄糖总量（g）×3.4（kcal/g）/非蛋白热量（kcal）］：［脂肪乳总量（g）×9（kcal/g）/非蛋白热量（kcal）］

热氮比（kcal：g）＝非蛋白热量（kcal）：［复方氨基酸（g）×16%+丙氨酰谷氨酰胺（g）×12.89%］

葡萄糖供给量（g/kg）＝葡萄糖总量（g）/体重（kg）

脂肪乳供给量（g/kg）＝脂肪乳总量（g）/体重（kg）

氨基酸供给量（g/kg）＝氨基酸总量（g）/体重（kg）

丙氨酰谷氨酰胺用量占比（%）=丙氨酰谷氨酰胺用量（g）/氨基酸总量（g）

渗透压（mOsm/L）=［葡萄糖（g）×5mOsm/g+脂肪（g）×（1.3～1.5）mOsm/g+氨基酸（g）×10mOsm/g+丙氨酰谷氨酰胺（g）×5mOsm/g+电解质（钠、钾、钙、镁、磷制剂）（mEq）×1mOsm/mEq+微量元素×19mOsm/支）/总液量（L）

最少输液时间（h）=葡萄糖总量（g）×1000/体重（kg）/（4～5）［mg/（kg·min）］/60

氨基酸浓度（%）=［氨基酸总量（g）/总液量（ml）］×100

脂肪乳浓度（%）=［脂肪乳总量（g）/总液量（ml）］×100

葡萄糖浓度（%）=［葡萄糖总量（g）/总液量（ml）］×100

单价阳离子浓度（mmol/L）=［Na^+含量（mmol）+K^+含量（mmol）］/总液量（L）

二价阳离子浓度（mmol/L）=［Ca^{2+}含量（mmol）+Mg^{2+}含量（mmol）］/总液量（L）

第三节　抗肿瘤药物

一、肿瘤概述

肿瘤（tumor）是指机体局部组织的某个细胞在物理、化学及生物等各种因素作用下，在基因水平上失去对其生长的正常调控，导致其克隆性异常增生而形成的新生物。通常将肿瘤分为良性和恶性两大类，良性肿瘤一般称为"瘤"，人们常说的癌一般指恶性肿瘤。恶性肿瘤可以分为实体瘤和非实体瘤；实体瘤中，来自上皮组织者称为"癌"，而来自于间叶组织者称为"肉瘤"。非实体瘤则指来源于血液系统和淋巴系统的恶性肿瘤。

（一）肿瘤分型、分级和分期

肿瘤规范化治疗要求首先对患者的病情进行全面评估，然后根据评估结果选择个性化的治疗方案。对肿瘤进行评估时，肿瘤的分型（classification）、分级（grading）和分期（staging）是评价肿瘤生物学行为和诊断的最重要的三项指标。肿瘤的分型描述的是肿瘤的来源，肿瘤的分级描述的是肿瘤的分化程度，而肿瘤的分型和分级决定了不同类型肿瘤特有的生物学行为和侵袭转移能力，进而决定了肿瘤的TNM分期，三者协同作用下，对肿瘤治疗方案的制定具有重要意义。三者的具体定义如下。

肿瘤分型：确定肿瘤是从什么细胞变化过来的，应与哪种正常细胞进行比对以确定肿瘤恶性程度。

肿瘤分级：通过肿瘤细胞的分化程度确定肿瘤与正常细胞的差异程度，分化越高，恶性程度越低。

肿瘤分期：根据原发肿瘤的大小、浸润的深度、范围以及是否累及邻近器官、有无局部和远处淋巴结的转移、有无血源性或其他远处转移等进行分级，其反映肿瘤的侵袭转移程度，是评价恶性肿瘤侵袭转移范围、病程进展程度、转移和预后的重要指标。

1. 肿瘤分型　肿瘤细胞与其来源组织的相似或接近于正常组织的程度是肿瘤病理学分类（分型）的重要诊断依据。目前，国际上公认的肿瘤分型方案是WHO肿瘤分型标准，按照优势成分分型原则进行分型，即以肿瘤主要组织学类型（>50%的组织结构）进行分型诊断。然而，由于许多恶性肿瘤均存在不同程度的多方向分化或不同组织学类型并存的现象，因此异质性（heterogeneity）成为恶性肿瘤的重要组织结构特点之一，也导致了恶性肿瘤复杂的临床生物学行为和预后。

显然，按照优势成分分型原则进行分型，无疑会在一定程度上忽视恶性肿瘤高度异质性的特征，也可能掩盖了次要组织性类型对肿瘤生物学行为和预后的影响；此外，即使肿瘤的分型、分级和分期相同，由于其分子表型的差异，其对治疗的反应以及预后也可能完全不同。由此可见，按照优势成分原则进行的分型方案在反映肿瘤组织学特征、生物学行为和预后方面均存在一定的局限性，尚不能满足肿瘤个体化治疗中对于肿瘤诊断精细化的要求。因此，在传统病理学分型的基础上，配合以分子表型为核心肿瘤的分子分型诊断具有重要意义。

2.肿瘤分级　细胞分化（cell differentiation）指同一来源的细胞在形态结构、生理功能和蛋白质合成上发生稳定差异的过程，肿瘤细胞分化则是指肿瘤细胞逐渐演化成熟的过程。异型性是恶性肿瘤的重要组织学特征，其实质是肿瘤分化程度的形态学表现，反映的是肿瘤组织在组织结构和细胞形态上，与其来源的正常组织细胞间不同程度的形态差异。这种肿瘤组织异型性的程度可用肿瘤的分级（grading，G）来表示。一般情况下，肿瘤可4级（1~4级，有些分级系统是分为3级），分别用G_1、G_2、G_3和G_4表示。

Ⅰ级（G_1）：肿瘤细胞和组织接近健康的细胞和组织，称为高分化的肿瘤，恶性程度低。

Ⅱ级（G_2）：肿瘤细胞和组织与健康的细胞和组织有些异常，看起来不像正常的细胞和组织，并且比正常的细胞生长更快，称为中分化的肿瘤，恶性程度中等。

Ⅲ级（G_3）：肿瘤细胞和组织与健康的细胞和组织差异非常大，称为低分化的肿瘤，恶性程度高。

Ⅳ级（G_4）：肿瘤细胞和组织与健康的细胞和组织差异最大，称为未分化的肿瘤，恶性程度最高，生长和扩散更快。

G_X，表示医生无法评估等级，也称为未定等级。

3.肿瘤分期　对于大多数恶性肿瘤，目前使用最广泛的是TNM分期系统。TNM系统是一基于肿瘤（tumor）大小与范围、淋巴结（node）受累情况及远处转移（metastasis）对肿瘤病情进行分期的系统，具体参数意义如下。

T：指原发肿瘤（tumor）的范围和大小；分4级（$T_{1~4}$）。但对不同部位的肿瘤标准不同。此外对于许多类肿瘤还会出现另外两个分级：Tis及T_0，分别表示"原位癌"及"未见原发肿瘤"。

N：淋巴结（node）受侵犯情况：分4级（$N_{0~3}$），但对不同癌种的分类标准不同；但当区域淋巴结侵犯情况难以判断时，用N_x表示。

M：是否存在转移（metastasis）：M_0表示没有转移，M_1表示有远处转移；当远处转移不能评价时，用M_x表示。

通过TNM三个指标的组合，可划分出特定肿瘤的分期，一般用罗马字母Ⅰ、Ⅱ、Ⅲ和Ⅳ期表示，一般Ⅰ期代表早期、Ⅱ、Ⅲ期代表中期、Ⅳ代表晚期，一般是有远处转移的情况；同一期别的肿瘤后面可用英文字母和数字组合进一步详细划分，各类型肿瘤分期情况可参照《常见恶性肿瘤AJCC手册》

（已更新至第九版）。

4.临床分期与病理分期 在TNM之前加上的字母c代表的是临床（clinical）分期；加上p代表的是病理（pathology）分期。临床分期指医生通过临床检查、影像学检查、实验室检查及细胞穿刺活检等手段确定肿瘤的分期。病理分期指肿瘤的性质通过病理学证实，侵犯范围通过手术探查确定。一般来讲病理分期pTNM较临床分期cTNM更为准确，但很多时候病理分期不可获得。

（二）肿瘤细胞增殖动力学

肿瘤细胞群包括增殖细胞群、静止细胞群（G_0期）和无增殖能力细胞群三类。肿瘤增殖细胞群与全部肿瘤细胞群之比称生长比率（growth fraction，GF）。一般来说，肿瘤细胞在起始阶段呈指数增殖，在倍增期瘤体迅速增大，之后一些实体瘤的生长会逐渐减慢，GF下降，增殖细胞群约占5%。G0期细胞对化疗药不敏感，在化疗后又进入增殖细胞群，是化疗的困难所在。肿瘤细胞周期指肿瘤细胞从一次分裂结束到下一次分裂结束的时间，此间历经4个时相，分别为DNA合成前期（G_1期）、DNA合成期（S期）、DNA合成后期（G_2期）和有丝分裂期（M期）。

由于处于不同周期或时相的肿瘤细胞对药物的敏感度不同，可将药物分为细胞周期非特异性药物和细胞周期特异性药物。

1.细胞周期非特异性药物 此类药物包括烷化剂、抗肿瘤抗生素及铂类配合物等；对肿瘤增殖各期和G_0期的细胞均具有杀灭作用，对恶性肿瘤细胞的作用往往较强，且杀伤作用呈剂量依赖性，在机体能耐受的限度内，作用强度随剂量增加而成倍增强。

2.细胞周期特异性药物 此类药物仅对增殖周期中特定时相具有抗癌活性，但对G_0期细胞无影响；如抗代谢药作用于S期细胞、长春碱类作用于M期，紫杉醇类作用于G_2期、M期；细胞周期特异性药物对肿瘤细胞的作用较弱，对肿瘤细胞的杀伤作用呈时间依赖性，且需要一定时间能发挥作用，但达到一定剂量后即使剂量再增加其作用不再增强。肿瘤增殖细胞群与全部肿瘤细胞群之比称生长比率（growth fraction，GF）。一般来说GF越大的肿瘤，对化疗越敏感，化疗效果较好，否则疗效降低。

（三）肿瘤标志物与靶向治疗

化疗是恶性肿瘤主要治疗手段，新型靶向药物的出现改变了肿瘤治疗模式，开辟了靶向治疗时代。经过众多的临床实践证明，靶向治疗不仅能精准地"杀灭肿瘤"，而且能降低肿瘤进展风险从而延长患者的生存期。靶向疗法作用于与肿瘤相关的特定分子靶点，精准作用于肿瘤细胞，在杀死肿瘤细胞的同时，减小对正常组织的毒性。

靶向治疗方式：大多数靶向疗法通过干扰有助于肿瘤在体内生长和扩散的特定蛋白质来帮助治疗癌症。他们以多种方式治疗癌症。

1. 免疫疗法 通过触发免疫系统破坏癌细胞。一些单克隆抗体会标记癌细胞，以便它们被免疫系统识别和破坏。其他单克隆抗体会直接阻止癌细胞生长或使其自身破坏。

2. 信号转导抑制剂 机体内的健康细胞通常只有在收到强烈信号后才会分裂成新细胞。这些信号与细胞表面的蛋白质结合，继而细胞分裂。此过程仅在机体需要时帮助形成新细胞。但是，一些癌细胞表面的蛋白质发生了变化，不管是否有信号，这些蛋白质都能让癌细胞分裂。一些靶向治疗会干扰这些蛋白质，阻止它们细胞分裂。这个过程有助于减缓癌症不受控制的生长。

3. 血管生成抑制剂 血液供给了肿瘤持续生长所需的氧气和营养。一些抑制血管生成的靶向疗法会干扰血管内皮生长因子（VEGF）的作用，干扰肿瘤血管生成从而抑制肿瘤生长。

4. 毒素递送分子 传递有毒分子的单克隆抗体可特异性导致癌细胞死亡。一旦抗体与靶细胞结合，与抗体偶联的有毒分子（例如放射性物质或有毒化学物质）就会被细胞吸收，最终杀死该细胞。毒素不会影响没有抗体靶标的细胞，即体内的绝大多数细胞。

5. 细胞凋亡诱导剂 其导致癌细胞死亡过程称为细胞凋亡的受控细胞死亡过程。细胞凋亡是人体去除不必要的或异常细胞的一种方法，但是癌细胞有避免凋亡的方式。细胞凋亡诱导剂可以绕开这些方式导致癌细胞死亡。

6. 激素疗法 激素疗法可减缓或抑制激素敏感性肿瘤的生长，阻止机体产生激素或干扰激素的作用。激素疗法已被批准用于乳腺癌和前列腺癌。

7. 基因表达调节剂 可以控制基因表达中起作用的蛋白质的功能。

（四）肿瘤与免疫治疗

肿瘤免疫治疗是指应用免疫学原理和方法，通过激活体内的免疫细胞和增强机体抗肿瘤免疫应答，特异性地清除肿瘤微小残留病灶、抑制肿瘤生长，打破免疫耐受的治疗方法。肿瘤免疫治疗就是要克服肿瘤免疫逃逸的机制，从而重新唤醒免疫细胞来清除癌细胞。由于其副作用小、治疗效果明显，正逐渐成为未来肿瘤治疗的发展方向，被称为继手术、放疗和化疗之后的第四大肿瘤治疗技术。

肿瘤免疫治疗可以广义地分为非特异性和肿瘤抗原特异性两大类。非特异性的手段包括非特异性免疫刺激和免疫检查点阻断；而肿瘤抗原特异性的方法主要是各种肿瘤疫苗和过继性免疫细胞治疗（表3-3-1）。

表3-3-1　肿瘤免疫治疗种类

种类	原理	特点	药物
非特异性免疫刺激	刺激T淋巴细胞或抗原呈递细胞来加强抗原呈递过程	治疗时间长、毒性和治疗肿瘤范围有限；常作为佐剂和其他疗法（如肿瘤疫苗、过继性T淋巴细胞疗法）合用	淋巴因子激活的杀伤细胞（LAK）疗法　细胞因子介导的杀伤细胞（CIK）疗法
免疫检查点阻断	解除肿瘤导致的免疫抑制，提高对肿瘤的杀伤作用	低毒，长效，但仅能解除已经位于肿瘤边缘的T淋巴细胞的束缚，或加强抗原呈递：与传统肿瘤靶向疗法和其他免疫疗法有非常好的联合用药前景	CTLA-4单抗　PD1/PD-L1单抗
肿瘤疫苗	带有肿瘤特异性抗原或肿瘤相关抗原，激发特异性免疫功能攻击肿瘤细胞	与免疫调节抗体有非常好的联合用药前景	带有肿瘤特异性抗原（TSA）或肿瘤相关抗原（TAA）的疫苗
过继性免疫细胞治疗	通过向肿瘤患者输注在体外培养扩增或激活后，具有抗肿瘤活性的免疫细胞，直接杀伤或激发机体免疫反应	能够特异性杀伤各类肿瘤细胞	肿瘤浸润性淋巴细胞（TIL）治疗　T细胞受体嵌合型T细胞（TCR-T）　嵌合抗原受体T细胞技术（CAR-T）

二、静脉用抗肿瘤药物

（一）静脉用抗肿瘤药物概述

在肿瘤药物治疗上，静脉给药是最常见的给药方式，尤其是细胞毒药物及大分子靶向药物。但是，由于静脉用抗肿瘤药物多为细胞毒药物，对配制溶液的贮藏条件、溶媒选择、溶媒量与药物浓度、输液时间控制、容器选择、给药途径、给药方式、给药顺序等均有严格要求，使用不当将导致药物疗效降低和毒副反应增加，增加患者的用药风险。因此，开展静脉输注抗肿瘤药物的医嘱审核，对于保证抗肿瘤药物临床使用的安全性及有效性至关重要。

（二）静脉用抗肿瘤药物分类

1. 细胞毒药物

（1）烷化剂（alkylating agent）　此类药物拥有比较活泼的烷化基团，通过与DNA分子内鸟嘌呤和腺嘌呤形成联结，或在DNA和蛋白质之间形成交连，影响DNA的复制和转录，最终产生细胞毒效应。此类药物的特点是半衰期短，毒性较大，适合"大剂量短疗程"使用或"间歇用药"。

代表药物如下。

A. 氮芥（chlormethine，HN_2）类：环磷酰胺（cyclophosphamide.，CTX）、苯丁酸氮芥（chlorambucil，CLB）。

B. 乙烯亚胺类：噻替派（thiophosphoramide，TSPA）。

C. 烷基磺酸盐类：白消安（busulfan，BUS）。

D. 亚硝脲类：亦可有类似烷化作用，其往往具有较强的脂溶性，可以通过血－脑屏障。

（2）抗代谢类药物　此类药物结构上与体内某些代谢物相似，但不具有它们功能，以此而干扰肿瘤细胞进行核酸、蛋白质等的生物合成和利用，导致肿瘤细胞的死亡。

代表药物如下。

A.叶酸类似物：甲氨蝶呤（methotrexate，MTX）、培美曲塞（pemetrexed）、雷替曲塞（raltitrexed）等，上述药物属于叶酸拮抗剂，可以阻碍肿瘤细胞的叶酸代谢，从而起到抗癌作用。

B.嘌呤类似物：包括6-巯基嘌呤（6-mercaptopurine，6-MP）、6-硫代鸟嘌呤（6-thioguanine，6-TG）等。此类药物结构与嘌呤核苷酸类似，但是不具备相关功能，从而干扰肿瘤细胞DNA、RNA的合成。

C.嘧啶类似物：氟尿嘧啶（5-fluorouracil，5-FU）、卡培他滨、替吉奥，此类药物在转化为核苷酸后，通过抑制胸苷酸合成酶达到抑制肿瘤细胞DNA合成的目的。阿糖胞苷、吉西他滨，两者磷酸化后可嵌入DNA链中，抑制DNA多聚酶，干扰DNA的合成。

（3）抗肿瘤抗生素　此类药物是由微生物产生的具有抗肿瘤活性的化学物质，通过不同途径影响肿瘤细胞DNA、RNA及蛋白质的生物合成，影响细胞分裂，导致细胞死亡。

其具有代表性的有以下几类药物。

A.放线菌素D：抑制肿瘤细胞RNA的合成。

B.蒽环类抗生素：可嵌入DNA分子，影响肿瘤细胞DNA和RNA的合成。

C.其他抗肿瘤抗生素：包括博来霉素、丝裂霉素和平阳霉素等。

D.长春碱（vinblastin，VLB）类：包括长春新碱、长春碱及长春瑞滨等。此类药物可阻止微管蛋白聚合，损伤纺锤体，使细胞被阻滞在有丝分裂期。

E.鬼臼毒素（podophyllotoxin）类：依托泊苷（VP-16）和替尼泊苷（VM-26）等。此类药物可抑制拓扑异构酶Ⅱ，进而影响肿瘤细胞的DNA结构及合成。所以，鬼臼毒素类不仅可以影响DNA合成，也能够引起DNA断链，为时相非特异性的抗肿瘤药，不仅对增殖时期的细胞有作用，对非增殖期的细胞也有作用。

F.紫杉醇（paclitaxel）类：紫杉醇、多西他赛。与β-微管蛋白特异性结合，阻止微管解聚，导致细胞有丝分裂停止。

G.喜树碱（camptothecin，CPT）类：包括伊立替康、拓扑替康等，为拓扑异构酶Ⅰ抑制剂，通过抑制拓扑异构酶从而起到阻断DNA复制，诱导DNA损伤的效果。

（4）铂类抗肿瘤药　铂类化合物具有广泛抗肿瘤活性，通过与DNA结合形成链内和链间交联，导致DNA断裂和错码，抑制DNA复制和转录，是细胞周期非特异性药物，且呈剂量依赖性。铂类抗肿瘤药物是实体肿瘤化疗中不可或缺的重要药物。

常用的铂类抗肿瘤药包括以下几种。

A.顺铂（cisplatin）：吸收迅速，分布广泛，但极少通过血-脑屏障，主要经肾排泄，应用时需大量输液水化，以减低肾毒性。

B.卡铂（carboplatin）：第二代铂类药物，其生化特征、临床抗肿瘤谱与顺铂相似，活性不如顺铂，骨髓抑制较强，但肾毒性、消化道反应及耳毒性较低。

C.奥沙利铂（oxaliplatin）：为第三代铂类衍生物，与顺铂无交叉耐药，消化道反应轻。其主要副作用为剂量限制性末梢神经炎及急性神经毒性（如喉痉挛等）。其与5-FU有协同作用，可用于治疗结直肠癌。

（5）肿瘤化疗的禁忌证　化疗药物在杀伤肿瘤细胞的同时，对正常细胞也具有杀伤作用，因此具有较大的毒副作用，有以下禁忌证时不宜使用。

A. 全身衰竭或恶液质的患者。

B. 心功能失代偿时禁用蒽环类抗生素类化疗药（特别是阿霉素）。因为大剂量环磷酰胺和氟尿嘧啶、喜树碱等也可引发心脏毒性。

C. 明显黄疸或肝功能异常时不宜用全身化疗，化疗后如屡次出现肝功异常者也不宜再用全身化疗。

D. 肾功能不全者禁用顺铂和大剂量甲氨蝶呤，在老年患者即使肾功能减退仅属轻度，顺铂剂量也宜酌减，更切忌一次大剂量用药。

E. 严重肺功能减退时禁用博来霉素、甲氨蝶呤和白消安等化疗药。

F. 明显骨髓功能不全者一般禁用全身化疗（顺铂和肾上腺皮质激素除外）。如周围血粒细胞绝对计数低于 1.5×10^9/L 或血小板计数少于 50×10^9/L 时慎用化疗。

G. 食管、胃肠道有穿孔倾向者。胃肠道吻合术后2周内一般不宜用化疗（腔内化疗除外）。

H. 发热、大出血、感染、失水、电解质和酸碱平衡失调者不宜用全身化疗。

I. 妊娠期妇女，应先做人工流产或引产。

J. 大面积放疗结束后需休息 $2 \sim 4$ 周后再用全身化疗。

（6）常见化疗不良反应

A. 骨髓抑制（myelosuppression）：骨髓抑制是最常见的不良反应。化疗药物可诱导骨髓中分裂旺盛的造血细胞凋亡（抑制骨髓以及淋巴组织细胞的分裂）。其临床表现为：外周血细胞数目迅速减少，因为幼稚细胞被杀伤，尤其是寿命较短的粒细胞，很快就会出现外周粒细胞减少。但是后期可以随着反馈机制而使得血常规得到恢复。

B. 胃肠道反应

a. 严重的恶心、呕吐。其呕吐甚至能够导致脱水、电解质失调等后果。

b. 由于消化道黏膜损害而导致的口腔炎、咽喉炎、口腔溃疡等症状。因为化疗药物影响最大的是增殖快速的细胞，而黏膜组织细胞增殖非常快速。上述黏膜炎（mucositis）症状一般只能对症治疗。

C. 脱发：毛囊细胞的增殖速度比较快，所以容易受到化疗药物影响，导致暂时性或永久性的脱发。脱发可发生于化疗后的数天至数周内。

D. 心脏毒性：典型的有蒽环类药物（比如：阿霉素），容易引起心脏毒性。

E. 肝毒性：几乎所有类型的化疗药物都可导致药物性肝损伤。因为肝脏是化疗药物重要的代谢途径。

F. 泌尿毒性：有的化疗药物会引起泌尿道刺激反应和肾实质损害。

G. 神经毒性：长春新碱具有严重的神经毒性，其慢性中毒主要表现为较轻的可逆性损伤，以外周神经损伤为主；铂类药物、紫杉醇等药物也对外周神经有着神经毒性

H. 肺毒性：博来霉素、白消安是两个具有肺毒性的典型化疗药物。

2. 靶向治疗药物 靶向治疗药物分为小分子靶向药物与单克隆抗体两类，静脉用药多为单克隆抗体类靶向药物。单克隆抗体是针对某一特定抗原表位的抗体，经典药物包括抗CD20的利妥昔单抗，抗HER2的曲妥珠单抗等，已经成为临床中的常用药物（表3-3-2）。

表3-3-2　临床常用大分子靶向药物

分类	作用靶点	代表药物
单抗类	HER2	曲妥珠单抗、帕妥珠单抗
	EGFR	西妥昔单抗、尼妥珠单抗、帕尼单抗
	VEGF	贝伐珠单抗、重组人内皮抑制素、雷莫芦单抗
	CD20	利妥昔单抗
	CD38	达雷妥尤单抗
双抗类/抗体偶联药物（ADC）	EGFR-MET	埃万妥单抗（amivantamab）
	CD19-CD3	博纳吐单抗（blinatumomab）
	HER2	恩美曲妥珠单抗（T-DM1）、德曲妥珠单抗（T-Dxd）
	DLL4-VEGF	navicixizumab
	CD30	维布妥昔单抗

3. 免疫治疗药物 肿瘤免疫治疗中，免疫检查点抑制剂研究最为深入和广泛，是继靶向治疗后，第二次变革了肿瘤治疗格局。常见治疗药物包括PD-1、PD-L1、CTLA-4抑制（表3-3-3）。

表3-3-3　临床常用大分子靶向药物

分类	代表药物
PD-1抑制剂	纳武利尤单抗，帕博利珠单抗，卡瑞利珠单抗，信迪利单抗，替雷利珠单抗
PD-L1抑制剂	阿替利珠单抗，度伐利尤单抗
CTLA-4抑制剂	伊匹木单抗

4.生物反应调节剂　本类药物是一类具有广泛生物学活性和抗肿瘤活性的生物药物，对机体的免疫功能有增强和调节作用，通过增强机体免疫功能发挥抗肿瘤作用，主要包括以下几类药物。

细胞免疫增强剂：如白细胞介素-2及胸腺肽等。

巨噬细胞增强剂：包括干扰素及腺病毒p53等。

免疫调节剂：来那度胺及沙利度胺等。

5.辅助药物　肿瘤治疗是一复杂过程，除直接杀灭肿瘤细胞外，还需针对治疗过程中容易出现的不良反应进行处理，这往往涉及止吐药、升白药等药品的使用，以下为肿瘤治疗过程中常见的辅助治疗用药（表3-3-4）。

表3-3-4　临床常用辅助治疗用药

分类	作用机制	代表药物
止吐药	5-HT$_3$受体拮抗剂	格拉司琼、阿扎司琼、帕洛诺司琼、昂丹司琼
	NK-1受体拮抗剂	福沙匹坦、阿瑞匹坦
	糖皮质激素	地塞米松
抗骨髓抑制药物	升白细胞	重组人粒细胞刺激因子（rhG-CSF）、聚乙二醇化重组人粒细胞刺激因子（PEG-rhG-CSF）、重组人粒细胞巨噬细胞刺激因子（rhGM-CSF）
	升血小板	重组人血小板生成素（rhTPO）、重组人白介素-11（rhIL-11）
	升红细胞	促红细胞生成素（EPO）
保骨药	双磷酸盐	阿仑膦酸钠、唑来膦酸等
	RANKL抑制剂	地舒单抗
止痛药	非甾体类解热镇痛抗炎药	氟比洛芬、帕瑞昔布
	阿片类	吗啡、哌替啶、芬太尼
中成药	复方苦参注射液、康艾注射液、华蟾素注射液等	

三、审核要点

抗肿瘤药物的应用涉及临床多个学科，合理应用抗肿瘤药物是提高疗效、降低不良反应发生率以及合理利用卫生资源的关键。抗肿瘤药物临床应用需考虑药物可及性和患者治疗价值两大要素。抗肿瘤药物临床应用是否合理，基于以下两方面：有无抗肿瘤药物应用指征；选用的品种及给药方案是否适宜。

（一）严格把握抗肿瘤药物应用指征

抗肿瘤药物化疗方案主要根据患者的机体状况以及肿瘤的分型、分期和进展趋势等制定。一般而言，只有经组织或细胞学病理确诊、或特殊分子病理诊断成立的恶性肿瘤，才有使用抗肿瘤药物的指征。单纯依据患者的临床症状、体征和影像学结果得出临床诊断的肿瘤患者，没有抗肿瘤药物治疗的指征，但经多学科会诊后认为不适宜手术或活检的病例除外。对于某些难以获取病理诊断的肿瘤，如妊娠滋养细胞肿瘤等，其确诊可参照国家相关指南或规范执行。

针对患者疾病类型的不同特性，往往有指南推荐的相应的化疗方案。若选用新型抗肿瘤药物，要注意是否需要进行基因检测，部分靶向抗肿瘤药物需要有明确靶标后方可使用（表3-3-5）。如西妥昔单抗，用于表达表皮生长因子受体、*RAS*基因野生型的转移性结直肠癌，*RAS*基因突变型患者则不宜使用。

表3-3-5　需进行靶点检测药物

病种	需要检测靶点的药物	无需检测靶点的药物
胃癌	曲妥珠单抗 维迪西妥单抗	纳武利尤单抗 信迪利单抗 雷莫西尤单抗
结直肠癌	西妥昔单抗 帕博利珠单抗 替雷利珠单抗 恩沃利单抗	贝伐珠单抗
白血病	利妥昔单抗	贝林妥欧单抗
淋巴瘤	利妥昔单抗 维布妥昔单抗 奥妥珠单抗	信迪利单抗 卡瑞利珠单抗 替雷利珠单抗 派安普利单抗
尿路上皮癌	替雷利珠单抗 维迪西妥单抗	特瑞普利单抗 帕博利珠单抗

续表

病种	需要检测靶点的药物	无需检测靶点的药物
乳腺癌	曲妥珠单抗 恩美曲妥珠单抗 帕妥珠单抗 伊尼妥珠单抗	戈沙妥珠单抗
鼻咽癌	尼妥珠单抗	特瑞普利单抗 卡瑞利珠单抗 替雷利珠单抗
头颈部鳞癌	纳武利尤单抗 帕博利珠单抗	西妥昔单抗

[*]：需排除EGFR基因突变和ALK融合阳性的患者。

[#]：帕博利珠单抗单药使用、阿替利珠单抗单药使用前需检测PD-L1表达。

通常来讲，医师应严格遵循化疗方案中相应药品说明书规定的适应证用药，但由于目前上市的抗肿瘤药物尚不能完全满足肿瘤治疗的用药需求，且抗肿瘤药物的研究发展迅速，循证证据更新速度较快，说明书的内容往往滞后于临床实践；由此常常出现一些具有高级别循证医学证据的用法未能及时在药品说明书中体现，导致超说明书用药的现象。因此，可制定相应的管理制度，在尚无更好治疗手段的情况下，参考其他国家或地区批准的药品说明书、国内外权威诊疗规范或指南以及高质量的临床研究等，对药品说明书未明确、但具有高级别循证医学证据的用法进行严格管理。例如，奥沙利铂用于治疗胃癌，该适应证在国内虽未被批准，却已是美国国立综合癌症网络、中国抗癌协会临床肿瘤学协作专业委员会等指南推荐的治疗胃癌方案中的常用药物（表3-3-6）。

表3-3-6　抗肿瘤药物超说明书用法

序号	通用名	适应证	具体用法	依据以及参考文献
1	奥拉帕利	既往接受过新辅助或辅助化疗、携带致病性或可能致病性胚系BRCA突变（gBRCAm）HER2阴性高危早期乳腺癌患者的辅助治疗	参见FDA说明书	美国FDA已批准奥拉帕利用于既往接受过新辅助或辅助化疗、携带致病性或可能致病性胚系BRCA突变（gBRCAm）HER2阴性高危早期乳腺癌患者的辅助治疗

续表

序号	通用名	适应证	具体用法	依据以及参考文献
2	奥沙利铂	用于结肠癌：与5-氟尿嘧啶和亚叶酸联合辅助治疗有高复发风险的成人Ⅱ期结肠癌	详见指南	NCCN临床实践指南：结肠癌（2023.V2）
		食管癌	详见指南	NCCN临床实践指南：食道癌和胃食管交界处癌（2023.V2）
		胃癌	详见指南	NCCN临床实践指南：胃癌（2023.V1）
		胆道恶性肿瘤	详见指南	NCCN临床实践指南：肝胆癌（2022.V5）
		非霍奇金淋巴瘤	详见指南	1.NCCN临床实践指南：B-细胞淋巴瘤（2023.V4） 2.NCCN临床实践指南：T-细胞淋巴瘤（2023.V1）
3	奥妥珠单抗	慢性淋巴细胞白血病	参见FDA说明书	1.美国FDA批准奥妥珠单抗与苯丁酸氮芥合用用于成人慢性淋巴细胞白血病的初始治疗 2.NCCN临床实践指南：慢性淋巴细胞白血病/小淋巴细胞淋巴瘤（2023.V2） 3.中国国家卫健委《慢性淋巴细胞白血病/小淋巴细胞淋巴瘤诊疗指南》（2022）
4	贝伐珠单抗	转移性肾癌（联合干扰素）	参见FDA说明书	美国FDA批准贝伐珠单抗联合干扰素用于转移性肾癌
		转移性乳腺癌	参见EMA说明书	1.EMA批准贝伐珠单抗联合紫杉醇或者卡培他滨用于转移性乳腺癌治疗 2.中国临床肿瘤学会（CSCO）乳腺癌诊疗指南（2022）
		铂耐药型复发卵巢癌（联合紫杉醇、多柔比星脂质体或托泊替康）	参见FDA说明书	1.美国FDA批准贝伐珠单抗联合紫杉醇、多柔比星脂质体或托泊替康，用于之前接受过不超过2种化疗方案的铂耐药型复发卵巢癌 2.NCCN临床实践指南：卵巢癌包括输卵管癌和原发性腹膜癌（2023.V2） 3.中国临床肿瘤学会（CSCO）.卵巢癌诊疗指南（2022）

续表

序号	通用名	适应证	具体用法	依据以及参考文献
5	多西他赛	小细胞肺癌	详见指南	1.NCCN临床实践指南：小细胞肺癌（2023.V3） 2.中国临床肿瘤学会（CSCO）小细胞肺癌诊疗指南（2022）
		局部晚期头颈部鳞状细胞癌（联合顺铂和氟尿嘧啶）	参见FDA说明书	1.美国FDA已批准多西他赛联合顺铂和氟尿嘧啶用于成人局部晚期头颈部鳞状细胞癌 2.NCCN临床实践指南：头颈部肿瘤（2023.V1）
		宫颈癌（二线治疗）	详见指南	1.NCCN临床实践指南：宫颈癌（2023.V1） 2.中国临床肿瘤学会（CSCO）宫颈癌诊疗指南（2022）
		食道癌	详见指南	1.NCCN临床实践指南：食道癌和胃食管交界处癌（2023.V1） 2.中国临床肿瘤学会（CSCO）食管癌诊疗指南（2022）
		卵巢癌	详见指南	1.NCCN临床实践指南：卵巢癌包括输卵管癌和原发性腹膜癌（2023.V2） 2.中国临床肿瘤学会（CSCO）卵巢癌诊疗指南（2022）
6	氟尿嘧啶	头颈癌	详见指南	1.NCCN临床实践指南：头颈部肿瘤（2023.V1） 2.中国临床肿瘤学会（CSCO）头颈部肿瘤诊疗指南（2022）
		鼻咽癌诱导化疗	与顺铂联合方案，顺铂$100mg/m^2$（D1），氟尿嘧啶$1000mg/m^2$（D1-4）	1.NCCN临床实践指南：头颈部肿瘤（2023.V1） 2.中国临床肿瘤学会（CSCO）鼻咽癌诊疗指南（2022）
7	吉西他滨	非霍奇金淋巴瘤	参见指南	1.NCCN临床实践指南：B细胞淋巴瘤（2023.V4） 2.中国临床肿瘤学会（CSCO）恶性淋巴瘤的诊断和治疗（2022）

续表

序号	通用名	适应证	具体用法	依据以及参考文献
7	吉西他滨	复发或难治外周T细胞淋巴瘤	参见指南	1.NCCN临床实践指南：T细胞淋巴瘤（2023.V1） 2.中国临床肿瘤学会（CSCO）淋巴瘤诊疗指南（2022） 3.中国抗癌协会淋巴瘤专业委员会中国淋巴瘤治疗指南（2021年版）
		晚期软组织肉瘤（与其他化疗药物联合）	详见指南	1.NCCN临床实践指南：软组织肉瘤（2023.V2） 2.中国临床肿瘤学会（CSCO）软组织肉瘤诊疗指南（2022） 3.中国抗癌协会肉瘤专业委员会中国临床肿瘤学会软组织肉瘤诊治中国专家共识（2015年版）
		晚期或转移性子宫颈癌	详见指南	1.NCCN临床实践指南：宫颈癌（2023.V1） 2.中国抗癌协会妇科肿瘤专业委员会子宫颈癌诊断与治疗指南（2021年版）
		晚期卵巢癌，联合卡铂联合（与卡铂联用治疗在以铂类药物为基础的治疗后6个月以上复发的患者）	参见FDA说明书	1.美国FDA批准吉西他滨与卡铂联合用于治疗在以铂类药物为基础的治疗后6个月以上复发的患者成人晚期卵巢癌 2.NCCN临床实践指南：卵巢癌包括输卵管癌和原发腹膜癌（2023.V2） 3.中国临床肿瘤学会（CSCO）卵巢癌诊疗指南（2022） 4.中国抗癌协会妇科肿瘤专业委员会卵巢恶性肿瘤诊断与治疗指南（2021年版）
		不能手术切除、局部晚期或转移性胆管癌	参见指南	1.NCCN临床实践指南：肝胆癌（2022.V5） 2.中国临床肿瘤学会（CSCO）胆道恶性肿瘤诊疗指南（2022）
		头颈癌	详见指南	1.NCCN临床实践指南.头颈癌临床实践指南（2023.V1） 2.中国临床肿瘤学会（CSCO）头颈癌临床诊疗指南（2022）
		膀胱癌（膀胱灌注）	详见指南	1.NCCN临床实践指南：膀胱癌（2023.V3） 2.中国临床肿瘤学会（CSCO）尿路上皮癌诊疗指南（2022） 3.国家癌症中心膀胱癌诊疗指南（2022版）

序号	通用名	适应证	具体用法	依据以及参考文献
8	卡铂	胸膜间皮瘤（与培美曲塞、与或不与贝伐珠单抗联用，适用于不适合顺铂治疗的患者）	卡铂：AUC 5 d1，q3w	1.NCCN临床实践指南：胸膜间皮瘤指南（2023.V1） 2.中国医师协会肿瘤多学科诊疗专业委员会中国恶性胸膜间皮瘤临床诊疗指南（2021年版）
		转移性乳腺癌	卡铂：AUC 5~6 d1，q3w or q4w或AUC 2 d1，d8，q3w	1.NCCN临床实践指南：乳腺癌指南（2023.V3） 2.中国临床肿瘤学会（CSCO）乳腺癌诊疗指南（2022）
9	卡莫司汀	联合其他药物治疗复发或难治性非霍奇金淋巴瘤	参见FDA说明书	美国FDA已批准联合其他药物治疗复发或难治性非霍奇金淋巴瘤
10	克拉屈滨	复发难治急性髓系白血病	5 mg/m², d1-d5	1.NCCN临床实践指南：急性髓性白血病（2023.V2） 2.中国临床肿瘤学会（CSCO）恶性血液病诊疗指南（2022） 3.中华医学会血液学分会白血病淋巴瘤学组中国复发难治性急性髓系白血病诊疗指南（2021年版）
11	美法仑	视网膜母细胞瘤（儿童）（动脉内灌注、玻璃体腔内注射）	动脉内灌注剂量：4~6个月2.5mg；6~12个月3.0mg；1~3岁4.0mg；>3岁5.0mg。有明显副作用时降低剂量的25%，当反应不足时增加剂量的25%。最大剂量不能超过0.5mg/kg/疗程	1.国家卫生健康委办公厅儿童视网膜母细胞瘤诊疗规范（2019） 2.中华医学会眼科学分会眼整形眼眶病学组中国单侧眼内期视网膜母细胞瘤诊疗专家共识（2019）

序号	通用名	适应证	具体用法	依据以及参考文献
12	纳武利尤单抗	既往接受过索拉非尼治疗的肝癌患者	参见FDA说明书	1.美国FDA批准纳武利尤单抗用于既往接受过索拉非尼治疗的肝癌患者 2.NCCN临床实践指南：肝胆癌（2022.V5） 3.中国临床肿瘤学会（CSCO）原发性肝癌诊疗指南（2022） 4.国家卫生健康委员会原发性肝癌诊疗指南（2022）
		淋巴结转移或远处转移的黑色素瘤患者经手术完全切除后的辅助治疗	参见FDA说明书	1.美国FDA批准纳武利尤单抗用于淋巴结转移或远处转移的黑色素瘤患者经手术完全切除后的辅助治疗 2.中国临床肿瘤学会（CSCO）黑色素瘤诊疗指南（2022） 3.NCCN临床实践指南：皮肤黑色素瘤（2023.V2）
		与伊匹单抗联用治疗或单一药物治疗无法切除或转移性黑色素瘤	参见FDA说明书	1.美国FDA批准纳武利尤单抗与伊匹单抗联用治疗或单一药物治疗无法切除或转移性黑色素瘤 2.中国临床肿瘤学会（CSCO）黑色素瘤诊疗指南（2022） 3.NCCN临床实践指南：皮肤黑色素瘤（2023.V2）
		在使用氟尿嘧啶、奥沙利铂和伊立替康治疗后进展的错配修复缺陷（dMMR）或微卫星高度不稳定（MSI-H）的转移性结直肠癌	参见FDA说明书	1.美国FDA批准纳武利尤单抗用于在使用氟尿嘧啶、奥沙利铂和伊立替康治疗后进展的微卫星不稳定性或错配修复缺陷的转移性结直肠癌 2.NCCN临床实践指南：结肠癌（2023.V1）
		中、低风险，既往未治疗的晚期肾细胞癌（联合伊匹单抗）	参见FDA说明书	1.美国FDA批准纳武利尤单抗用于联合伊匹单抗治疗中、低风险，既往未治疗的晚期肾细胞癌 2.NCCN临床实践指南：肾癌（2023.V4）
		复发或难治的霍奇金淋巴瘤	参见FDA说明书	1.美国FDA批准纳武利尤单抗用于经自体造血干细胞移植和布仑妥昔单抗治疗后的复发或难治的经典型霍奇金淋巴瘤，或用于包括自体造血干细胞移植在内的3种或多种药物系统治疗后的复发或进展的经典型霍奇金淋巴瘤 2.NCCN临床实践指南：霍奇金淋巴瘤（2023.V2）
		联合含铂双药化疗用于可切除非小细胞肺癌（NSCLC）成年患者的新辅助治疗	参见FDA说明书	美国FDA已批准纳武利尤单抗联合含铂双药化疗用于可切除非小细胞肺癌（NSCLC）成年患者的新辅助治疗

续表

序号	通用名	适应证	具体用法	依据以及参考文献
13	奈达铂	宫颈癌	参见PMDA说明书	1.日本PMDA已批准奈达铂用于治疗成人子宫颈癌 2.日本妇科肿瘤学会（JSGO）宫颈癌的治疗指南（2017）
14	帕博利珠单抗	局部晚期不能切除或转移的HER2阳性的胃或胃食管交界处的腺癌的一线治疗（联合曲妥珠单抗、含氟嘧啶和含铂化疗）	参见FDA说明书	1.美国FDA已批准帕博利珠单抗用于局部晚期不能切除或转移的HER2阳性的胃或胃食管交界处的腺癌的一线治疗（联合曲妥珠单抗、含氟嘧啶和含铂化疗） 2.NCCN临床实践指南：胃癌（2023.V1） 3.中国临床肿瘤学会（CSCO）胃癌诊疗指南（2022）
		完全切除后伴有淋巴结转移的黑色素瘤，或无法切除或转移的黑色素瘤	参见FDA说明书	1.美国FDA已批准帕博利珠单抗用于完全切除后伴有淋巴结转移的黑色素瘤，或无法切除或转移的黑色素瘤 2.NCCN临床实践指南：皮肤黑色素瘤（2023.V2）
		联合阿昔替尼一线治疗晚期肾细胞癌	参见FDA说明书	1.美国FDA已批准帕博利珠单抗联合阿昔替尼一线治疗晚期肾细胞癌 2.NCCN临床实践指南：肾癌（2023.V4）
		化疗中或化疗后发生疾病进展，伴PD-L1表达（CPS≥1）的复发性或转移性宫颈癌	参见FDA说明书	1.美国FDA已批准帕博利珠单抗单药用于化疗中或化疗后发生疾病进展，伴PD-L1表达（CPS≥1）的复发性或转移性宫颈癌 2.NCCN临床实践指南：宫颈癌（2023.V1）
		局部晚期或转移性尿路上皮细胞癌	参见FDA说明书	1.美国FDA已批准帕博利珠单抗治疗经含铂类药物化疗中或化疗后疾病进展、或经含铂类药物新辅助或辅助化疗后12月内疾病进展的局部晚期或转移性尿路上皮细胞癌；也批准用于治疗不能使用任何铂类药物化疗的局部晚期或转移性尿路上皮癌 2.NCCN临床实践指南：膀胱癌（2023.V1）
		原发性纵隔大B细胞淋巴瘤（PMBCL）：适用于难治性PMBCL的成人和儿童患者，或在2线或以上治疗后复发的患者	参见FDA说明书	美国FDA已批准用于原发性纵隔大B细胞淋巴瘤（PMBCL）的治疗：适用于难治性PMBCL的成人和儿童患者，或在2线或以上治疗后复发的患者

序号	通用名	适应证	具体用法	依据以及参考文献
14	帕博利珠单抗	高微卫星不稳定性（MSI-H）或错配修复缺陷（dMMR）癌症：适用于经既往治疗后进展的且无合适的可替代治疗选择的不可切除或转移性高微卫星不稳定性或错配修复缺陷实体肿瘤成人及儿童患者	参见FDA说明书	美国FDA已批准治疗高微卫星不稳定性（MSI-H）或错配修复缺陷（dMMR）癌症：适用于经既往治疗后进展的且无合适的可替代治疗选择的不可切除或转移性高微卫星不稳定性或错配修复缺陷实体肿瘤成人及儿童患者
		①单药用于既往系统性治疗后进展、不适合根治性手术或放疗的MSI-H或dMMR的晚期子宫内膜癌 ②联合仑伐替尼用于既往系统性治疗后进展、不适合根治性手术或放疗的非MSI-H或pMMR的晚期子宫内膜癌	参见FDA说明书	美国FDA已批准用于帕博利珠单抗单药用于既往系统性治疗后进展、不适合根治性手术或放疗的MSI-H或dMMR的晚期子宫内膜癌；联合仑伐替尼用于既往系统性治疗后进展、不适合根治性手术或放疗的非MSI-H或pMMR的晚期子宫内膜癌
		既往治疗后进展，且无其他满意治疗措施替代的高肿瘤突变负荷（TMB-H，≥10mut/Mb）的晚期实体瘤	参见FDA说明书	美国FDA已批准用于既往治疗后进展，且无其他满意治疗措施替代的高肿瘤突变负荷（TMB-H，≥10mut/Mb）的晚期实体瘤的成人及儿童患者
		皮肤鳞状细胞癌（cSCC）：手术或放疗无法治愈的复发性或转移性皮肤鳞状细胞癌或局部晚期鳞状细胞癌	参见FDA说明书	美国FDA已批准帕博利珠单抗用于手术或放疗无法治愈的复发性或转移性皮肤鳞状细胞癌或局部晚期鳞状细胞癌患者
		联合化疗用于PD-L1表达（CPS≥10）的不可切除的局部复发的或转移性三阴性乳腺癌	参见FDA说明书	美国FDA已批准帕博利珠单抗联合化疗用于PD-L1表达（CPS≥10）的不可切除的局部复发的或转移性三阴性乳腺癌的治疗

续表

序号	通用名	适应证	具体用法	依据以及参考文献
14	帕博利珠单抗	①用于治疗复发或难治性经典霍奇金淋巴瘤（cHL）成人患者 ②适用于难治性或在2线或2线以上治疗后复发的cHL的儿科患者	参见FDA说明书	1.美国FDA已批准帕博利珠单抗用于治疗复发或难治性经典型霍奇金淋巴瘤成年患者及难治性或2线或更多线治疗后复发的cHL儿科患者 2.NCCN临床实践指南：霍奇金淋巴瘤（2023.V2） 3.NCCN临床实践指南：儿童霍奇金淋巴瘤（2023.V2） 4.中国临床肿瘤学会（CSCO）淋巴瘤诊疗指南（2022）
15	培美曲塞	复发性卵巢癌	$500\,mg/m^2$，静脉滴注，每3周一次	1.NCCN临床实践指南：卵巢癌包括输卵管癌和原发性腹膜癌治疗指南（2023.V2） 2.HAGEMANN AR, NOVETSKY AP, ET AL. Phase Ⅱ study of bevacizumab and pemetrexed for recurrent or persistent epithelial ovarian, fallopian tube or primary peritoneal cancer. Gynecol Oncol. 2013 Dec; 131（3）: 535-40.

（二）选择合适的药品

当患者具有使用抗肿瘤药物指征情况下，应根据患者的疾病的性质与分期、药物过敏史与使用禁忌（如老年人、儿童、妊娠期妇女及哺乳期妇女等特殊人群或脏器功能、绝经与否、合并疾病等情况）等选择合适的药物。例如，门冬酰胺酶在使用前需做过敏试验，阳性者禁用；大部分抗肿瘤药物禁用于妊娠哺乳期妇女；蒽环类抗肿瘤药物禁用于严重器质性心脏病或心功能异常者等。

（三）选择合适的剂型或给药途径

临床一般根据肿瘤所在部位、所选化疗方案，并结合抗肿瘤药物的性质来确定具体的给药途径，常见给药途径包括口服、皮下注射、肌内注射、静脉推注、静脉滴注等。考虑到药品说明书的法律效力及抗肿瘤药物使用的有效性和安全性，在无充分循证医学证据的支持下，抗肿瘤药物的使用应严格遵守说明书注明的给药途径。例如，曲妥珠单抗药品说明书"用法用量"项明确标示"请勿静脉推注或静脉快速注射"，应避免静脉推注和静脉快速注射；硼替佐米药品说明书"用法用量"项也明确标明该品仅用于静脉注射给药，鞘内注射会导致死亡，应严格杜绝该药鞘内注射。

（四）选择合适的用法用量

同一种抗肿瘤药物往往有多种适应证，对于每种适应证其给药途径可能也各不相同，给药剂量方面可能存在差异，需要关注每种适应证的不同用法用量、是否有剂量过大或不足的问题、给药频次或给药间隔时间是否合理，周期疗程是否合理，此外还应该特别注意老年人、儿童、妊娠期妇女以及哺乳期妇女、脏器功能不全等特殊人群以及单用或联用方案、大剂量间歇给药、短期连续给药、序贯给药等特殊情况的用药剂量是否进行了调整。例如，阿糖胞苷用于治疗急性髓细胞性白血病、急性淋巴细胞白血病、脑膜白血病等不同疾病时根据不同的治疗方案分别有相应的用药途径及疗程剂量。

（五）选择合适的溶媒

对于需溶解和（或）稀释的抗肿瘤药物，溶媒品种若选择不恰当，药物与溶媒混合后可能发生相互作用，出现变色、浑浊、结晶、沉淀、络合、降解等现象，导致药物失活从而影响疗效，严重时甚至会引起药物不良事件的发生。同一种药物因不同生产厂家、不同剂型、不同给药途径等情况均可能影响溶媒品种的选择。例如，奥沙利铂需溶解于5%葡萄糖注射液，因其可与氯化钠溶液中的氯离子发生取代反应和水合反应；对于不同厂家生产的顺铂注射液或卡铂注射液而言，对溶媒的要求也不同；同一药物的不同剂型对溶媒品种的要求也不尽相同，如紫杉醇注射液、紫杉醇脂质体和白蛋白结合型紫杉醇对溶媒的要求存在差异；另外，不同给药途径也将对溶媒的选择产生影响，如阿糖胞苷可溶于注射用水、0.9%氯化钠注射液或5%葡萄糖注射液中（含或不含防腐剂）；但用于鞘内给药时，则建议使用不含防腐剂的0.9%氯化钠注射液进行配制。

除了溶媒种类的选择外，溶媒用量对静脉用抗肿瘤药物也将产生不同程度的影响。溶媒用量不单单影响配制后药物的浓度及输注时间，还可能对药物的稳定性、疗效或不良反应等产生影响，在药物使用过程中亦是不可忽视的问题。例如，依托泊苷的配制浓度一般要求 ≤ 0.25 mg/ml，静脉滴注时间不少于30分钟；多西他赛注射液还存在不同厂家对浓度要求不同的情况，如有厂家要求配制浓度 ≤ 0.9 mg/ml，也有厂家要求配制浓度 ≤ 0.74 mg/ml，使用时应加以留意。

常见药物配制、用法见表（表3-3-7、表3-3-8）。

表3-3-7 常见化疗药物配制方法

药物名称	溶媒选择	稀释后体积或配制浓度	输注时间
白蛋白结合型紫杉醇	0.9%氯化钠注射液	5mg/ml	30分钟
培美曲塞	0.9%氯化钠注射液	溶解至25mg/ml，稀释至100ml	>10分钟
顺铂	0.9%氯化钠注射液	大部分使用300~500ml 0.9%氯化钠注射液稀释；少数5%葡萄糖注射液或0.9%氯化钠注射液均可	1~2小时
奈达铂	0.9%氯化钠注射液	500ml	滴注时间不应少于1小时，滴完后需继续点滴输液1000ml以上
吉西他滨	0.9%氯化钠注射液	浓度≤40mg/ml	30分钟
依托泊苷	0.9%氯化钠注射液	浓度≤0.25mg/ml	≥30分钟
替尼泊苷	0.9%氯化钠注射液	500ml	>30分钟
紫杉醇脂质体	5%葡萄糖注射液	250~500ml	3小时
奥沙利铂	5%葡萄糖注射液	250~500ml，>0.2mg/ml	2~6小时
卡铂	5%葡萄糖注射液	250~500ml或0.5mg/ml	15~60分钟
多柔比星脂质体	5%葡萄糖注射液	剂量<90mg，250ml；剂量>90mg，500ml	起始速度≤1mg/min.若无反应，可在60分钟内输注完成；若有输液反应，总剂量的5%应在开始的15分钟缓慢滴注，若患者可以耐受且无反应，接下来的15分钟滴注速度可加倍。如果仍能耐受，滴注可在接下来的1小时内完成，总滴注时间90分钟
多柔比星	0.9%氯化钠注射液或注射用水溶解，0.9%氯化钠注射液或5%葡萄糖注射液稀释	2mg/ml	1~2小时
表柔比星	0.9%氯化钠注射液或灭菌注射用水	浓度≤2mg/ml	30分钟

药物名称	溶媒选择	稀释后体积或配制浓度	输注时间
吡柔比星	5%葡萄糖注射液或注射用水	膀胱内给药浓度 500~1000ug/ml	/
甲氨蝶呤	注射用水溶解，大剂量使用5%葡萄糖注射液稀释	1mg/ml（鞘内注射）	静滴不宜超过6小时，太慢易增加肾脏毒性
洛铂	注射用水溶解，5%葡萄糖注射液稀释	5ml注射用水溶解	2小时
达卡巴嗪	0.9%氯化钠注射液溶解，5%葡萄糖注射液稀释	250~500ml	>30分钟
米托蒽醌	0.9%氯化钠注射液或5%葡萄糖注射液	50ml以上	>30分钟
雷替曲塞	0.9%氯化钠注射液或5%葡萄糖注射液	50~250ml	>15分钟
长春瑞滨	0.9%氯化钠注射液或5%葡萄糖注射液	20~50ml	15~20分钟
阿糖胞苷	0.9%氯化钠注射液或5%葡萄糖注射液	最高浓度为100mg/ml	1~3小时
伊立替康	0.9%氯化钠注射液或5%葡萄糖注射液	0.12~2.8mg/ml	30~90分钟
多西他赛	0.9%氯化钠注射液或5%葡萄糖注射液	250ml，浓度≤0.74mg/ml或≤0.9mg/ml（不同厂家要求不同）	1小时
紫杉醇	0.9%氯化钠注射液或5%葡萄糖注射液	0.3~1.2mg/ml	3小时
异环磷酰胺	0.9%氯化钠注射液或5%葡萄糖注射液	500~1000ml，24小时连续输注稀释到3000ml	≥30分钟
环磷酰胺	0.9%氯化钠注射液溶解，0.9%氯化钠注射液或5%葡萄糖注射液稀释	500ml	0.5~2小时
长春地辛	0.9%氯化钠注射液溶解后静推或5%葡萄糖注射液溶解后静滴	500~1000ml	

表3-3-8　常见免疫治疗药物用法

药品类别	药品名称	适应证	用法用量	输液配制	输液储存时间
PD-1	纳武利尤单抗	非小细胞肺癌、头颈部鳞状细胞癌、胃或胃食管连接部腺癌	3mg/kg或240mg固定剂量，每2周一次	溶媒：0.9%氯化钠注射液或5%葡萄糖注射液浓度：1~10mg/ml输注时间：30~60分钟	/
	帕博利珠单抗	黑色素瘤、非小细胞肺癌、食管癌、头颈部鳞状细胞癌、结直肠癌、肝细胞癌、三阴性乳腺癌	200mg 每3周一次；或400mg 每6周一次	溶媒：0.9%氯化钠注射液或5%葡萄糖注射液浓度：1~10mg/ml输注时间：至少30分钟	室温：6小时冷藏（2~8℃）：96小时
	派安普利单抗	经典型霍奇金淋巴瘤	200mg，每2周给药一次	输液宜在60分钟内完成，无法耐受的患者可延长至120分钟	室温：6小时冷藏（2~8℃）：24小时
	卡瑞利珠单抗	经典型霍奇金淋巴瘤、肝细胞癌、非鳞状非小细胞肺癌、食管鳞癌、鼻咽癌	经典型霍奇金淋巴瘤、食管鳞癌：200mg/次，每2周1次晚期肝细胞癌：3mg/kg，每3周1次晚期或转移性非鳞状非小细胞肺癌：200mg/次，每3周1次局部复发或转移性鼻咽癌：200mg/次，每3周1次	溶媒：0.9%氯化钠注射液或5%葡萄糖注射液。浓度：2mg/ml输注时间：30~60分钟	室温：6小时冷藏（2~8℃）：24小时
	信迪利单抗	经典型霍奇金淋巴瘤、非小细胞肺癌、肝细胞癌、食管鳞癌、胃及胃食管交界处腺癌	经典型霍奇金淋巴瘤、非小细胞肺癌、肝细胞癌：200mg，每3周1次食管鳞癌、胃及胃食管交界处腺癌：体重<60kg的患者，3 mg/kg，每3周1次；体重≥60kg的患者，200mg，每3周1次	溶媒：0.9%氯化钠注射液浓度：2mg/ml输注时间：30~60分钟	2~8℃避光：24小时20~25℃室内光照：6小时（包括给药时间）

续表

药品类别	药品名称	适应证	用法用量	输液配制	输液储存时间
PD-1	特瑞普利单抗	黑色素瘤、尿路上皮癌、鼻咽癌	推荐剂量为3mg/kg，每2周一次 鼻咽癌：240mg，每3周一次	溶媒：0.9%氯化钠注射液 浓度：1~3mg/ml 输注时间：第一次输注时间至少60分钟；如果第一次输注耐受性良好，则第二次可以缩短到30分钟	室温：8小时 冷藏（2~8℃）：不超过24小时
	赛帕利单抗	经典型霍奇金淋巴瘤	240mg，每2周一次	溶媒：0.9%氯化钠注射液或5%葡萄糖注射液 浓度：2.4mg/ml 输注时间：不少于45分钟	室温：4小时 冷藏（2~8℃）：24小时
	斯鲁利单抗	结直肠癌、胃癌、其他晚期实体瘤	3mg/kg，每2周1次	溶媒：0.9%氯化钠注射液 输注时间：第一次输注时间至少60分钟；如果第一次输注耐受性良好，则第二次可以缩短到30分钟	室温：6小时 冷藏（2~8℃）：24小时
PD-L1	阿替利珠单抗	小细胞肺癌、肝细胞癌、非小细胞肺癌	1200mg，每3周一次	溶媒：0.9%氯化钠注射液 输注时间：第一次输注时间至少持续60分钟，如果首次输注耐受性良好，随后的输注时间可适当缩短，但至少持续30分钟	/
	恩沃利单抗	晚期实体瘤、结直肠癌	150mg，每周一次	皮下注射	/
	度伐利尤单抗	非小细胞肺癌	10mg/kg，每2周一次。最长使用不超过12个月	溶媒：0.9%氯化钠注射液或5%葡萄糖注射液 浓度：1~15mg/ml 输注时间：每次输注需超过60分钟	室温：4小时 冷藏（2~8℃）：24小时
	舒格利单抗	实体肿瘤骨转移和多发性骨髓瘤、骨巨细胞瘤	实体肿瘤骨转移和多发性骨髓瘤：120mg每4周1次 骨巨细胞瘤：120mg每4周一次，治疗第1个月的第8日和第15日分别额外给予120mg	上臂、大腿上部或腹部皮下给药	/

续表

药品类别	药品名称	适应证	用法用量	输液配制	输液储存时间
CTLA-4	伊匹木单抗	恶性膜间皮瘤	1mg/kg，每6周1次	可不经稀释用于静脉输注，或使用0.9%氯化钠注射液或5%葡萄糖注射液稀释 浓度：1~4mg/ml 输注时间：30分钟	/

（六）合理联合用药

抗肿瘤药物之间的联用、抗肿瘤药物与其他疾病或并发症用药之间的联用在临床上经常出现，一个完整的肿瘤治疗用药方案往往包含多种药物的联合使用。对于抗肿瘤药物联合用药处方的审核，应注意：①是否存在重复给药，包括同种药物的重复使用和相同药理机制的不同药物的重复使用；②是否存在配伍禁忌；③是否存在药动学或药效学上的相互作用。

抗肿瘤药物的使用应尽量避免可能造成不利影响的联合用药。例如，多柔比星和米托蒽醌同属蒽环类抗肿瘤药物，药理作用机制相同，联合应用将导致不良反应叠加；甲氨蝶呤与青霉素类药物联用，会使前者清除率降低，容易导致毒性；使用大剂量顺铂时，水化利尿不宜选择呋塞米，因为顺铂化疗期间与其他具肾毒性或耳毒性药物合用会增加其毒性。

（七）适当进行预处理

大部分抗肿瘤药物具有明显的毒副作用，为了减轻化疗的不良反应，在临床上常常采用一些预处理措施，以减轻患者痛苦。例如，顺铂大剂量使用时，必须进行水化和利尿；紫杉醇注射液变态反应发生率高，使用前要先给予地塞米松、苯海拉明、西咪替丁，降低过敏反应的发生率；为预防或减少相关的血液学毒性，使用培美曲塞前，予叶酸和维生素B_{12}进行预处理处理；异环磷酰胺可致出血性膀胱炎，大剂量使用时应水化利尿，并使用美司钠进行预处理；伊立替康使用过程中常见不良反应为胆碱综合征及迟发性腹泻，需使用阿托品及洛哌丁胺进行处理。预处理是肿瘤药物治疗中的一个特点，应依照相应的给药途径、用法用量等审核要点进行审核（表3-3-9）。

表3-3-9　常见化疗药物预处理方法

药物名称	预处理目的	预处理方法
紫杉醇	预防过敏反应	使用前30~60分钟，进行以下预处理： 1. 静脉滴注地塞米松20mg（或治疗前12及6小时分别口服地塞米松20mg） 2. 静脉注射或深部肌内注射苯海拉明（或其同类药）50mg 3. 静脉滴注西咪替丁300mg或雷尼替丁50mg
紫杉醇脂质体	预防过敏反应	使用前30分钟，进行以下预处理： 1. 静脉注射地塞米松5~10mg 2. 肌内注射苯海拉明50mg 3. 静脉注射西咪替丁300mg
多西他赛	预防过敏反应，减少体液猪留的发生和严重性	治疗前口服糖皮质激素类；如在多西他赛滴注前1天开始口服地塞米松，每天16mg（8mg，bid），持续3天 前列腺癌：治疗前12小时、3小时及1小时，口服地塞米松8mg
培美曲赛	减轻毒性，降低皮肤反应的发生率和严重程度	1. 培美曲塞治疗全程直至末次给药后21天应每日口服叶酸制剂或含叶酸的复合维生素（350~1000μg）。此外，在首次培美曲塞给药前7天中，至少有5天每日口服一次叶酸 2. 培美曲塞首次给药前一周中，患者还必须接受一次维生素B_{12}（1000μg）肌内注射，此后每3周注射一次（第二次给药开始，注射维生素B_{12}时，可以与培美曲塞安排在同一天） 3. 在培美曲塞给药前1天、给药当天和给药后1天口服地塞米松（4mg，bid）
异环磷酰胺	出血性膀胱炎	分次给药、每日3升液体的补水以及特别是同时使用美司钠，能够明显地减少出血性膀胱炎的次数和降低其严重性 合并使用美司钠时，成人常用量为环磷酰胺、异环磷酰胺剂量的20%，时间为0小时（即应用抗肿瘤制剂的同一时间）、4小时后及8小时后的时段
环磷酰胺		
注射用门冬酰胺酶	预防过敏反应	每次注射前须备有抗过敏药物（包括肾上腺素抗组胺药物、静脉用的类固醇药物如地塞米松等），及抢救器械。凡首次采用本品或已用过本品但已停药一周或以上的患者，在注射本品前须做皮试
盐酸伊立替康注射液	早发性腹泻（胆碱能综合征）	对使用盐酸伊立替康时或结束后短时间内出现胆碱能综合征的患者静脉内或皮下注射0.25~1mg（总剂量≤1mg/d）的阿托品（除非有使用禁忌证）。在下次使用时，应预防性使用硫酸阿托品。年龄≥65岁的患者中，发生早发性腹泻的可能性较大，应该多加监测
	迟发性腹泻	洛哌丁胺预防迟发性腹泻首剂4mg，然后每2小时给予2mg直至患者腹泻停止后12小时。在晚上，患者可以每4小时服用洛哌丁胺4mg。不推荐连续使用以上剂量洛哌丁胺48小时以上，因为有出现麻痹性肠梗阻的风险，也不推荐使用时间少于12小时。不推荐咯哌丁胺预防性给药

（八）制订适宜的给药顺序

抗肿瘤药物联合化疗方案中的给药顺序也会影响药物的疗效以及毒副作用，化疗方案给药顺序的制订一般遵循三大理论原则。

1. 药物相互作用原则　化疗药物之间可能发生药动学或药效学方面的相互作用，应注意给药的先后顺序以尽量增大疗效或减少毒副作用。

2. 细胞增殖动力学原则　对于增殖较快的肿瘤，由于处于增殖期的肿瘤细胞较多，一般先用周期特异性药物杀灭周期敏感细胞，再用周期非特异性药物杀灭残存的肿瘤细胞；而对于增殖较慢的肿瘤，由于处于增殖期的细胞较少，G_0期细胞较多，一般先用周期非特异性药物大量杀灭肿瘤细胞，驱动G_0期细胞进入增殖期，然后再使用周期特异性药物。

3. 药物刺激性原则　根据化疗药物对血管的刺激性可将其分为非发疱剂、刺激性药物和发疱剂三类。使用非顺序依赖性化疗药物时（不违背上述两条原则），应根据药物的局部刺激性大小以及配制后浓度高低来安排给药顺序，但目前该理论还存在争议，尚未形成定论。

抗肿瘤药物给药顺序的审核应以含相应疗效或毒性比较的研究作为循证依据，对于未明确报道给药顺序的化疗方案，应按照该方案临床试验中的给药顺序进行。例如，治疗结直肠癌的FOLFIRI方案中，用药顺序按照"伊立替康→亚叶酸钙→氟尿嘧啶"与"亚叶酸钙→氟尿嘧啶→伊立替康"相比，伊立替康中间体SN-38的药物浓度–时间曲线下面积（AUC）下降40.1%（$P<0.05$），不良反应减少，耐受性更好（表3-3-10）。

表3-3-10 常见化疗方案中的给药顺序

给药顺序			原因
药物1	药物2	药物3	
紫杉醇	顺铂		若先给予顺铂，可使紫杉醇的清除率下降约30%，引起严重的骨髓抑制，降低疗效
顺铂	氟尿嘧啶		顺铂可增加细胞内四氢叶酸生成，提高细胞对氟尿嘧啶的敏感性，起协同作用
奥沙利铂	氟尿嘧啶		奥沙利铂为细胞周期非特异性药物，杀灭肿瘤细胞的同时，驱动G_0期细胞进入增殖周期，再使用作用于S期的氟尿嘧啶，产生协同作用。若先使用氟尿嘧啶，奥沙利铂会降低其清除率，增加其骨髓抑制等毒性
吉西他滨	顺铂		先用吉西他滨不良反应较轻
顺铂	伊立替康		先用顺铂可使伊立替康的活性代谢产物的清除率增加，降低不良反应的发生

给药顺序			原因
药物1	药物2	药物3	
依托泊苷	顺铂		依托泊苷作用于拓扑异构酶I，抑制有丝分裂，使细胞分裂停止于S期或G_2期，顺铂是细胞周期非特异性药物
培美曲塞	顺铂		培美曲塞导致嘌呤和嘧啶合成障碍，使细胞分裂停止于S期，顺铂是细胞周期非特异性药物
甲氨蝶呤	亚叶酸钙		甲氨蝶呤通过拮抗叶酸而发挥细胞毒作用，亚叶酸钙是叶酸在体内的活性形式，先用亚叶酸钙会降低甲氨蝶呤的抗肿瘤作用
多柔比星 表柔比星	紫杉醇 多西他赛		两药会互相竞争共同的代谢途径，先用紫杉醇/多西他赛，会提高多柔比星/表柔比星及其代谢物的浓度，增加心脏毒性
伊立替康	亚叶酸钙	氟尿嘧啶	先用伊立替康，其中间代谢物SN-38的AUC较相反给药顺序下降约40%，不良反应较轻；亚叶酸钙可增加四氢叶酸浓度，可进一步增强氟尿嘧啶的疗效
长春新碱	甲氨蝶呤 环磷酰胺 博来霉素		长春新碱抑制微管蛋白聚合，使细胞有丝分裂停止于中期，使增殖期细胞同步化于M期，阻滞作用在6~8小时达到高峰，可提高后续使用的抗肿瘤药物的疗效
美司钠	环磷酰胺 异环磷酰胺	美司钠	美司钠在环磷酰胺/异环磷酰胺使用同时、使用后4小时、8小时给药，美司钠可以与CTX和IFO的肾毒性代谢产物结合降低两者的膀胱毒性，但美司钠的半衰期较短
右丙亚胺	多柔比星 表柔比星		右丙亚胺给药30分钟后，给予蒽环类药物，此时细胞内已变为开环螯合物，可干扰自由基的形成

四、案例分析

（一）适应证不适宜

案例 ❶

【处方描述】

患者信息

性别：男　　年龄：45岁

临床诊断：腺性膀胱炎

处方：

0.9%氯化钠注射液	40ml	膀胱内灌注	st
注射用盐酸吉西他滨	400mg	膀胱内灌注	st

【处方问题】

适应证不适宜。

【处方分析】

吉西他滨说明书无腺性膀胱炎的适应证。腺性膀胱炎（CG）属于膀胱黏膜化生性病变，有文献上提示CG可能是膀胱腺癌（BA）的癌前早期改变，但并非所有CG都是BA的癌前病变，依据《腺性膀胱炎临床诊断和治疗中国专家共识（2020）》，临床上CG较常见，而BA仅占膀胱肿瘤的0.5%～2.0%，BA多为转移或肠道肿瘤浸润所致，原发性BA比例更低，说明多数CG并不会转化为BA。因此如诊断为高危型腺性膀胱炎，建议给予经尿道膀胱病损电切术，同时力求解除慢性刺激因素，术后不推荐化疗药物灌注。

【干预建议】

推荐CG的治疗应积极寻找病因，以处理原发疾病为主，加强随访。

案例 2

【处方描述】

患者信息

性别：男　　年龄：61 岁

临床诊断：复合型小细胞肺癌

处方：

0.9%氯化钠注射液	500ml	ivgtt	st
重组人血管内皮抑制素注射液	15mg	ivgtt	st

【处方问题】

适应证不适宜。

【处方分析】

重组人血管内皮抑制素超适应证治疗复合型小细胞肺癌；重组人血管内皮抑制素的说明书适应证为联合NP化疗方案用于治疗初治或复治的Ⅲ/Ⅳ期非小细胞肺癌患者。小细胞肺癌（SCLC）中有2%～23%的病理类型是小细胞肺癌与非小细胞肺癌成分相混合，称为复合型小细胞肺癌（C-SCLC）。CSCO的《小细胞肺癌诊疗指南2023》指出C-SCLC的治疗至今尚缺乏大样本临床研究数据，目前将C-SCLC的治疗参照SCLC的治疗方案，化疗方案有EP（依托泊苷+顺铂）、EC（依托泊苷+卡铂）等。重组人血管内皮抑制素治疗复合型小细胞肺癌的证据有效性不足，不推荐使用。

【干预建议】

使用EP方案（依托泊苷：100mg/m^2，静脉输注第1~3天，顺铂75mg/m^{2}静脉输注第1天，每3周重复，共4~6周期）或EC方案（依托泊苷100mg/m^{2}静脉输注第1~3天卡铂AUC=5~6静脉输注第1天每3周重复，共4~6周期）进行治疗。

案例 ③

【处方描述】

患者信息

性别：女　　　年龄：58岁

临床诊断： 左乳浸润性导管癌切除术后复发（三阴性乳腺癌）

处方：

0.9%氯化钠注射液	250ml	ivgtt	st
尼妥珠单抗注射液	200mg	ivgtt	st

【处方问题】

适应证不适宜。

【处方分析】

尼妥珠单抗适应证为用于与放疗联合治疗表皮生长因子受体（EGFR）表达阳性的Ⅲ/Ⅳ期鼻咽癌患者，用于乳腺癌治疗为超适应证用药。然而，CSCO和NCCN指南均未指出乳腺癌患者使用尼妥珠单抗可以获益，超说明书用药循证医学证据不足，不推荐使用。

【干预建议】

对于晚期乳腺癌的解救治疗，针对曲妥珠单抗治疗敏感的患者，可选用"THP"方案（紫杉类联合曲妥珠单抗及帕妥珠单抗）或"TH+吡咯替尼"方案（多西他赛+曲妥珠单抗+吡咯替尼）等进行治疗；针对曲妥珠单抗治疗失败的患者，可选方案包括"吡咯替尼+卡培他滨"或"T-DM1"（恩美曲妥珠单抗）等进行治疗；针对TKI治疗失败的患者，可选择"T-Dxd"（德曲妥珠单抗）及"T–DM1"等进行治疗。

（二）用法用量不适宜

案例 ❶

【处方描述】

患者信息

性别：女　　年龄：58岁

临床诊断：左乳浸润性癌（HER2过度表达）

处方：

| 0.9%氯化钠注射液 | 250ml | ivgtt | st |
| 曲妥珠单抗注射液 | 420mg | ivgtt | st |

【处方问题】

用法用量不适宜。

【处方分析】

曲妥珠单抗的给药方案为初始负荷剂量8mg/kg，随后6mg/kg每3周给药一次。患者返院行新一程化疗，应按维持剂量6mg/kg使用，病历示该患者51kg，用量应为316mg，该医嘱开具420mg，超量使用。

【干预建议】

更改曲妥珠单抗注射液剂量为316mg。

案例 ❷

【处方描述】

患者信息

性别：女　　年龄：70岁

临床诊断：直肠恶性肿瘤

处方：

| 0.9%氯化钠注射液 | 250ml | ivgtt | st |
| 注射用雷替曲塞 | 5mg | ivgtt | st |

【处方问题】

用法用量不适宜。

【处方分析】

雷替曲塞的成人的推荐剂量为 $3mg/m^2$，增加剂量会致使危及生命或致死性毒性反应的发生率升高，所以不推荐剂量大于 $3mg/m^2$。病历示该患者体表面积 $1.38m^2$，用量应为 4.14mg，该医嘱开具 5mg，超量使用。

【干预建议】

更改注射用雷替曲塞的剂量为 4.14mg。

案例 ❸

【处方描述】

患者信息

性别：女　　年龄：46 岁

临床诊断：子宫内膜性肿瘤（左侧卵巢占位性病变）

处方：

0.9%氯化钠注射液	500ml	ivgtt	st
卡铂注射液	800mg	ivgtt	st

【处方问题】

用法用量不适宜。

【处方分析】

卡铂对于肾功能正常的成人初治患者，推荐剂量为 $400mg/m^2$ 或按照卡铂曲线下面积给药（AUC 5～6），病历示该患者体表面积 $1.52m^2$，用量应为 608mg，该医嘱开具 800mg，超量使用。

【干预建议】

更改卡铂注射液的剂量为 608mg。

案例 ❹

【处方描述】

患者信息

性别：女　　年龄：23 岁

临床诊断：鼻咽未分化非角化性癌放疗后复发伴全身多发骨转移

处方：

| 0.9%氯化钠注射液 | 100ml | ivgtt | st |
| 特瑞普利单抗注射液 | 150mg | ivgtt | st |

【处方问题】

用法用量不适宜。

【处方分析】

对于局部复发或转移性鼻咽癌一线治疗，推荐剂量为固定剂量240mg，静脉输注每3周一次，至疾病进展或发生不可耐受的毒性。如患者不耐受，则可能需要暂停给药或永久停用，不建议增加或减少剂量。

【干预建议】

更改特瑞普利单抗注射液的剂量为240mg。

案例 ⑤

【处方描述】

患者信息

性别：男　　年龄：51岁

临床诊断：右肺下叶浸润性肺腺癌

处方：

| 0.9%氯化钠注射液 | 100ml | ivgtt | st |
| 替雷利珠单抗注射液 | 100mg | ivgtt | st |

【处方问题】

用法用量不适宜。

【处方分析】

替雷利珠单抗推荐剂量为200mg，每3周给药一次。用药直至疾病进展或出现不可耐受的毒性。如患者不耐受，则可能需要暂停给药或永久停药，不建议增加或减少剂量。

【干预建议】

更改替雷利珠单抗注射液的剂量为200mg。

（三）溶媒选择不适宜

案例 ①

【处方描述】

患者信息

性别：男　　年龄：56岁

临床诊断：结直肠恶性肿瘤术后肝转移

处方：

0.9%氯化钠注射液	250ml	ivgtt	st
奥沙利铂注射液	100mg	ivgtt	st

【处方问题】

溶媒选择不适宜。

【处方分析】

不得用盐溶液配制或稀释奥沙利铂，其可与氯化钠注射液中的氯离子发生取代反应，并同时进行水合作用，生成二氨二氯铂及杂质，使奥沙利铂的疗效降低，不良反应增加，因此只能使用5%葡萄糖注射液进行溶解和稀释，也不宜和其他碱性溶液（例如5-氟尿嘧啶、氨丁三醇等）混合使用，以免降低药效。

【干预建议】

溶媒改为5%葡萄糖注射液250ml。

案例 ②

【处方描述】

患者信息

性别：女　　年龄：33岁

临床诊断：绒毛膜癌

处方：

5%葡萄糖注射液	50ml	ivgtt	st
注射用放线菌素D	0.5mg	ivgtt	st

【处方问题】

溶媒选择不适宜。

【处方分析】

放线菌素D一般的用法用量为成人每日6～8μg/kg，溶于0.9%氯化钠注射液20～40ml中，不宜用葡萄糖注射液溶解。

【干预建议】

溶媒改为0.9%氯化钠注射液50ml。

案例 ❸

【处方描述】

患者信息

性别：女　　年龄：56岁

临床诊断：卵巢恶性肿瘤

处方：

0.9%氯化钠注射液	250ml	ivgtt	st
盐酸多柔比星脂质体注射液	30mg	ivgtt	st

【处方问题】

溶媒选择不适宜。

【处方分析】

多柔比星脂质体需用5%葡萄糖注射液稀释后使用，除5%葡萄糖注射液外的其他稀释剂都可能使本品产生沉淀。药物制成脂质体剂型后，多数必须选用葡萄糖注射液做溶媒，如在生理盐水中溶解稀释，其电解质的离子效应会使脂质体聚集，可能导致粒子凝聚而产生沉淀。

【干预建议】

溶媒改为5%葡萄糖注射液250ml。

案例 ④

【处方描述】

患者信息

性别：女　　年龄：63岁

临床诊断：外周T细胞淋巴瘤

处方：

0.9%氯化钠注射液	250ml	ivgtt	st
盐酸米托蒽醌脂质体注射液	30mg	ivgtt	st

【处方问题】

溶媒选择不适宜。

【处方分析】

米托蒽醌脂质体需用250ml的5%葡萄糖注射液稀释，不得使用5%葡萄糖注射液外的其他稀释剂。

【干预建议】

溶媒改为5%葡萄糖注射液250ml。

案例 ⑤

【处方描述】

患者信息

性别：男　　年龄：29岁

临床诊断：纵隔大B细胞淋巴瘤

处方：

0.9%氯化钠注射液	250ml	ivgtt	st
注射用维布妥昔单抗	100mg	ivgtt	st

【处方问题】

溶媒选择不适宜。

【处方分析】

维布妥昔单抗的说明书示每瓶（50mg）单次必须使用10.5ml注射用水复

溶，终浓度为5mg/ml。每瓶过量灌装10%，即每瓶维布妥昔单抗含量为55mg，总复溶体积为11ml，pH终值为6.6。复溶的维布妥昔单抗，再加入0.9%氯化钠注射液的输注袋中，使维布妥昔单抗的终浓度达到0.4～1.2mg/ml。考虑到对复溶后的pH有要求，可能原因是溶媒的pH会影响该药的溶解度，由此需要"两步稀释法"，即须用灭菌注射用水先溶解，再进一步溶于输液袋中。该处方未开具灭菌注射用水。

【干预建议】

需要再开具灭菌注射用水21ml用于药物的溶解，并且为控制终浓度，0.9%氯化钠注射液的量减至230ml。

（四）溶媒量不适宜

案例 1

【处方描述】

患者信息

性别：男　　年龄：65岁

临床诊断：右肺腺癌

处方：

0.9%氯化钠注射液	250ml	ivgtt	st
注射用培美曲塞二钠	0.84g	ivgtt	st

【处方问题】

溶媒量不适宜。

【处方分析】

说明书示每瓶（100mg）培美曲塞需用4.2ml不含防腐剂的9mg/ml（0.9%）氯化钠注射液溶解成浓度为25mg/ml的培美曲塞溶液。重新溶解的培美曲塞溶液必须用不含防腐剂的9mg/ml（0.9%）氯化钠注射液进一步稀释至100ml，静脉输注10分钟以上。因此开具0.9%氯化钠注射液250ml溶媒量过大。

【干预建议】

0.9%氯化钠注射液应开具100ml。

案例 ❷

【处方描述】

患者信息

性别：男　　年龄：60岁

临床诊断：胃恶性肿瘤

处方：

0.9%氯化钠注射液	100ml	ivgtt	st
信迪利单抗注射液	200mg	ivgtt	st

【处方问题】

溶媒量不适宜。

【处方分析】

信迪利单抗注射液的包装规格为100mg：10ml，给药前药品的稀释指导要求先将稀释用100ml氯化钠注射液（0.9%）抽出20ml并弃去，再抽取2瓶本品注射液（200mg），一次性转移到上述氯化钠注射液的静脉输液袋中，保持最后输液总量为100ml。因此开具0.9%氯化钠注射液100ml溶媒量不适宜。

【干预建议】

0.9%氯化钠注射液应开具80ml。

案例 ❸

【处方描述】

患者信息

性别：男　　年龄：70岁。

临床诊断：右肺中央型小细胞癌

处方：

0.9%氯化钠注射液	250ml	ivgtt	st
依托泊苷注射液	100mg	ivgtt	st

【处方问题】

溶媒量不适宜。

【处方分析】

依托泊苷注射液有稀释浓度要求，浓度每毫升不超过 0.25mg，即一支 100mg 的依托泊苷至少需要用 400ml 的溶媒稀释使用。

【干预建议】

0.9% 氯化钠注射液应至少开具 400ml。

案例 ④

【处方描述】

患者信息

性别：女　　年龄：54 岁

临床诊断：卵巢恶性肿瘤术后复发

处方：

0.9% 氯化钠注射液	250ml	ivgtt	st
贝伐珠单抗注射液	300mg	ivgtt	st

【处方问题】

溶媒量不适宜。

【处方分析】

贝伐珠单抗要求稀释后的终浓度应该保持在 1.4 ~ 16.5mg/ml，此医嘱最终浓度为 1.2mg/ml，不符合要求。

【干预建议】

减少 0.9% 氯化钠注射液的用量，按 300mg 的用量，溶媒最多为 214ml。

案例 ⑤

【处方描述】

患者信息

性别：男　　年龄：73 岁

临床诊断：结肠恶性肿瘤

处方：

0.9%氯化钠注射液	50ml	ivgtt	st
盐酸伊立替康注射液	300mg	ivgtt	st

【处方问题】

溶媒量不适宜。

【处方分析】

盐酸伊立替康注射液在输注之前必须用5%葡萄糖注射液或0.9%氯化钠注射液稀释至终浓度为0.12~2.8mg/ml的输注液。此医嘱最终浓度为6mg/ml，不符合要求。

【干预建议】

增加0.9%氯化钠注射液的用量，按300mg的用量，溶媒至少为107ml。

第四节　抗感染药物

一、抗感染药物基本概念及种类

（一）抗感染药物的基本概念

抗感染药物系指治疗各种病原体（细菌、真菌、衣原体、支原体、病毒、立克次体、螺旋体、医学原虫等）所致的各种感染性疾病的药物。

（二）抗感染药物的种类

抗感染药物分类较多，根据作用的病原体不同，分为抗细菌药、抗病毒药物、抗真菌药物、抗结核药物以及抗寄生虫药物等。

1.抗细菌药　抗细菌药主要用于治疗细菌引起的感染，这类药物最为常见和最重要，以下章节内容也是以抗细菌药物为主进行阐述。抗细菌药分为多个种类，按照对细菌的作用机制可分为：β-内酰胺类、氨基糖苷类、大环内酯类、四环素类、头孢类、喹诺酮类等。

2.抗病毒药物　抗病毒药物主要是通过影响病毒复制周期的某个环节，从而达到抑制病毒增殖的目的。常用药物有金刚烷胺、利巴韦林、阿昔洛韦、奥司他韦、干扰素、齐多夫定、拉米夫定等。

3.抗真菌药物 抗真菌药物按照作用部位分为治疗浅表部位真菌感染以及深部真菌感染两类。治疗浅表部位常用的药物有克霉唑、咪康唑、酮康唑、联苯苄唑等，治疗深部真菌感染常用的药物有氟胞嘧啶、制霉菌素、伊曲康唑、两性霉素B等药物。

4.抗结核药物 虽然结核杆菌也属于细菌，但由于结构特殊，毒力较强，一般的抗生素无法起到作用，因此需要应用具有针对性的抗结核药物，用于治疗结核杆菌引起的结核病，例如异烟肼、利福平、吡嗪酰胺、对氨基水杨酸钠等。

5.抗寄生虫药物 抗寄生虫药分为抗原虫药、抗蠕虫药，使用时应明确感染的寄生虫种类，从而有效针对性治疗。

二、抗感染药物的用药指征（治疗性用药及预防用药）

抗感染药物（主要是抗菌药物）的临床应用根据用药目的分为两种情况：治疗性用药与预防性用药。正常情况，经由临床诊断为细菌性感染者方有指征应用抗菌药物进行治疗。而预防性应用抗菌药物又细分为非手术的预防应用和手术性的预防应用。

（一）抗感染药物治疗性应用的指征

根据患者的症状、体征、实验室检查或放射、超声等影像学结果，诊断为细菌、真菌感染者方有指征应用抗菌药物；由结核分枝杆菌、非结核分枝杆菌、支原体、衣原体、螺旋体、立克次体及部分原虫等病原微生物所致的感染亦有指征应用抗菌药物。缺乏细菌及上述病原微生物感染的临床或实验室证据，诊断不能成立者，以及病毒性感染者，均无应用抗菌药物指征。

临床上应注意发热、炎症并不等同感染。很多非感染性疾病如肿瘤、机体组织疾病等可出现发热，一些疾病会出现非感染性炎症，因此，发热和伴有炎症的患者并非一律需要使用抗感染药物。白细胞升高也未必一定是感染所致。

（二）抗感染药物预防性应用的指征

1.非手术患者抗感染药物的预防性应用 其目的在于预防特定病原菌所致的或特定人群可能发生的感染。因此应当遵循以下原则。

（1）非手术患者一般无需用抗菌药物预防感染，只有高危人群可能暴露/

感染特殊病原时可使用。

（2）预防用药适应证和抗菌药物选择应基于循证医学证据。

（3）应针对一种或两种最可能细菌的感染进行预防用药，不宜盲目地选用广谱抗菌药或多药联合预防多种细菌多部位感染。

（4）应限于针对某一段特定时间内可能发生的感染，而非任何时间可能发生的感染。

（5）应积极纠正导致感染风险增加的原发疾病或基础状况。可以治愈或纠正者，预防用药价值较大；原发疾病不能治愈或纠正者，药物预防效果有限，应权衡利弊决定是否预防用药。

（6）以下情况原则上不应预防使用抗菌药物：普通感冒、麻疹、水痘等病毒性疾病；昏迷、休克、中毒、心力衰竭、肿瘤、应用肾上腺皮质激素等患者；留置导尿管、留置深静脉导管以及建立人工气道（包括气管插管或气管切口）患者。

2.手术患者抗感染药物的预防性应用　其目的是预防手术部位感染，包括浅表切口感染、深部切口感染和手术所涉及的器官/腔隙感染，但不包括与手术无直接关系的、术后可能发生的其他部位感染。所以应根据手术切口类别、手术创伤程度、可能的污染细菌种类、手术持续时间、感染发生机会和后果严重程度、抗菌药物预防效果的循证医学证据、对细菌耐药性的影响和经济学评估等因素，综合考虑决定是否预防用抗菌药物。

根据手术切口类别进行预防性应用抗感染药物的原则如下。

（1）清洁手术（Ⅰ类切口）手术部位无污染，局部无损伤、无炎症，故通常认为无预防用药指征。然而在一些特别情况下预防用药可降低手术感染风险，故应使用抗菌药物预防感染。

A.手术范围大、手术时间长、污染机会增加。

B.手术涉及重要脏器，一发生感染将造成严重后果者，如头颅手术、心脏手术等。

C.异物植入手术，如人工心瓣膜植入、永久性心脏起搏器放置、人工关节置换等。

D.有感染高危因素，例如高龄、糖尿病、免疫功能低下（尤其是接受器官移植者）、营养不良等患者。

（2）清洁—污染手术（Ⅱ类切口）与污染手术（Ⅲ类切口）皆有预防用抗菌药物的指征。

（3）污秽—感染手术（Ⅳ类切口）在手术前即已开始治疗性应用抗菌药物，术中、术后继续，因此不属于预防应用范畴。

三、审核要点

（一）抗感染药物的处方审核原则

抗感染药物的应用涉及临床各科，审核处方时参考抗菌药物临床应用指导原则，总体原则归纳为如下几个方面。

（1）严格掌握抗感染药物的用药指征与适应证，用药须符合《抗菌药物临床应用指导原则》、药品说明书和治疗指南等重要依据。

（2）根据不同抗菌药物的抗菌谱，选择合适的初始抗菌药物，尽可能选择针对性强、窄谱、安全、价格适当的抗菌药物。对于经验治疗，在获知病原学检测及药敏结果后，结合先前的治疗反应调整用药方案。

（3）根据药物抗病原微生物的药效学和药动学特点选择用药。

（4）审查给药途径、用法用量、滴注持续时间、疗程和溶媒是否适宜得当。

（5）关注禁忌证、有无皮试、有无药物相互作用或配伍禁忌等相关信息。

（6）联合用药的适应性和局部应用指征。考虑联合用药的指征：病原体未明的严重感染；混合感染，感染范围广，判断可能有两种以上细菌感染；单一药物难以控制的感染；机体深部感染或抗感染药物难以渗透的部位感染；减少药物毒性反应。

（7）有无按分级管理制度规定执行，并准备好相应的干预措施。

（8）特殊人群选择药物及用量适宜性

（二）几种常见的静脉用抗感染药物处方审核要点

1.青霉素类　青霉素类药物具有毒性低微、临床使用范围广的特点。其作用机制是通过抑制细胞壁的合成，导致细菌细胞溶胀而死亡。青霉素类适用于敏感细菌所起的皮肤软组织感染、腹腔感染、呼吸系统、消化系统、泌尿生殖系统、中枢神经系统以及骨关节的感染。此外，对钩端螺旋体病、回归热、鼠咬热、早期梅毒、线菌病、多杀巴斯德菌以及李斯特菌等不典型病原菌引起的感染也有效。

静脉用青霉素类抗感染药物的处方审核要点如下。

（1）具有时间依赖性，应一天多次使用，几乎无抗生素后效应。

（2）青霉素水溶液在室温不稳定，20U/ml的青霉素溶液30℃放置24小时效价下降56%，青霉烯酸含量增加200倍，故宜现配现用。

（3）青霉素钾盐或钠盐应用后可能导致血钠升高和血钾降低等体内电解质失平衡，尤其肾功能减退或心功能不全患者容易发生，故应根据肾功能情况调整用药剂量或给药间隔。另外，青霉素钾盐不可快速静脉注射。

（4）青霉素类有严重的过敏性休克反应，致死率高，禁用于过敏患者。根据《中华人民共和国药典临床用药须知》，患者在使用青霉素类抗生素前，均需做青霉素皮肤试验。停药72小时以上，应重新皮试。

（5）与其他药物的相互作用

A.与氨基糖苷类药物联合，产生药理协同作用，加强对革兰阳性菌的杀菌效果，但是二者有理化配伍禁忌，不能同瓶输注。

B.氯霉素、四环素类、磺胺类可干扰青霉素的活性，故不宜与这些药物合用。但是在球菌性脑膜炎时可与氯霉素联用。

C.丙磺舒、阿司匹林、吲哚美辛、保泰松和磺胺可减少青霉素在肾小管的排泄，使青霉素类的血药浓度增高，消除半衰期延长，不良反应也可能增多。

D.别嘌醇可使氨苄西林皮疹反应发生率增加，尤其多见于高尿酸血症。

E.哌拉西林与肝素、香豆素、茚满二酮等抗凝血药及非甾体抗炎止痛药合用时可增加出血危险，与溶栓剂合用可发生严重出血。

2.头孢菌素类 头孢菌素类与青霉素类有相似的 β-内酰胺结构，故作用机制相同。其抗菌谱广，对革兰阳性菌、革兰阴性菌以及部分厌氧菌都有效，但是对肠球菌天然耐药。目前各代头孢菌素类药物品种多样，广泛应用于临床的各种感染。

静脉用头孢菌素类抗感染药物的处方审核要点如下。

（1）因头孢菌素与青霉素化学结构上的相似，存在部分交叉过敏反应。而有关头孢类药物皮试问题，目前达成的共识是：若药品说明书有皮试要求的，按要求做皮试；若药品说明书上未明确规定的，则根据患者是否为过敏体质、既往药物过敏史、疾病严重程度等综合考虑是否进行皮肤过敏试验。

（2）长期应用头孢菌素可能导致不敏感或耐药菌的过度繁殖或诱发生二

重感染，尤其是第三、第四代头孢。

（3）头孢菌素可影响凝血功能导致出血，如头孢孟多可致低凝血酶原血症。当该类药物与治疗胃肠道溃疡的药物同用时，会增加出血风险。

（4）原则上不能与其他药物混合静脉给药。例如头孢曲松钠与含钙剂之间会产生难溶性的沉淀。

（5）具有甲硫四氮唑结构的头孢菌素（包括头孢哌酮、头孢曲松、头孢唑林、头孢拉定、头孢美唑、头孢米诺、拉氧头孢、头孢甲肟、头孢孟多、头孢氨苄、头孢克洛等）能抑制乙醇代谢，可引起双硫仑样反应：轻者脸色及全身皮肤潮红、眩晕、心悸、恶心、呕吐，重者可致急性充血性心力衰竭，呼吸抑制。故用药期间及治疗结束后72小时内应避免酒精的摄入。

3. 碳青霉烯类 碳青霉烯类抗感染药物具有抗菌谱广、抗菌作用强的特点。属于非典型 β-内酰胺类抗生素，其通过抑制细菌细胞壁合成发挥杀菌作用。又因对多种 β-内酰胺酶高度稳定，在治疗耐药革兰阴性菌感染中扮演着极其重要的角色。

静脉用碳青霉烯类抗感染药物的处方审核要点如下。

（1）禁用于对成分过敏的患者。

（2）婴儿、妊娠期妇女及哺乳期妇女使用本品应权衡利弊。肝功能不全时可维持原剂量不变，但肾功能不全者及老年患者应根据肾功能减退程度减量用药。

（3）应用于具有中枢神经系统基础疾病和肾功能减退患者时应严格掌握给药剂量，警惕癫痫等中枢神经系统严重不良反应发生。

（4）碳青霉烯类抗生素与丙戊酸联合应用会导致后者血药浓度低于治疗浓度，增加癫痫发作风险。

（5）与丙磺舒联用，会延长碳青霉烯类药物的半衰期，提高血药浓度。

（6）根据我国抗菌药物分级管理要求，本类药物为"特殊使用"级别，门诊不得使用；临床使用时要经过抗感染专家会诊同意，并且实行专档管理；在用药前应行病原学检查，要求送检率不低于80%；住院医嘱处方权限要求为高级职称医生。

4. 大环内酯类 大环内酯类抗感染药物是由链霉菌产生的一类弱碱性广谱抗生素，具有14~16元大内酯环结构，通过阻断50S核糖体中肽酰转移酶的活性来抑制细菌蛋白质合成，属于快速抑菌剂。

静脉用大环内酯类抗感染药物处方审核要点如下。

（1）血药浓度较低，但分布广泛，肝、肾、肺等组织中的浓度可高出血药浓度数倍：在胸、腹水、脓液、痰、尿、胆汁（可达血药浓度的10～40倍）等均可达到有效浓度，但不易透过血–脑屏障。

（2）肝功能损害患者应用时，要密切监测肝功能，一旦出现肝功能异常，立即停药。肝病患者和妊娠期患者不宜应用红霉素酯化物。

（3）大环内酯类药物具有较强的酶抑制作用，可抑制卡马西平、苯妥英钠、丙戊酸钠、环孢素、三唑仑等药物的代谢。

（4）大环内酯类药物可抑制茶碱的正常代谢（罗红霉素影响小），使茶碱血药浓度异常升高而致中毒；与华法林合用时可导致凝血酶原时间延长，增加出血的危险性；与氯霉素、林可霉素类药物相互拮抗，应避免联用。

（5）大环内酯类药物静脉快速滴注可发生心律失常、Q–T间期延长等心脏毒性。

5.氨基糖苷类　氨基糖苷类由氨基糖与氨基环醇以糖苷键结合而成的易溶于水的碱性抗生素。氨基糖苷类作用于细菌蛋白质合成的全过程，作用点在细胞30S核糖体亚单位，属静止期杀菌药。氨基糖苷类为浓度依赖性抗菌药物，一天一次的给药方案可用于肾功能正常的患者，但不宜用于新生儿、妊娠期妇女以及感染性心内膜炎、革兰阴性杆菌脑膜炎、骨髓炎、肾功能减退、大面积烧伤及肺囊性纤维化等患者。

静脉用氨基糖苷类抗感染药物的处方审核要点如下。

（1）交叉过敏　对一种氨基糖苷类过敏的患者可能对其他氨基糖苷类也过敏。

（2）肾毒性　临床早期症状有蛋白尿、管型尿，尿中有红细胞，尿量减少。严重的可出现氮质血症和无尿。庆大霉素和阿米卡星的肾毒性相似，妥布霉素次之，链霉素最小。肾功能减退患者需根据其肾功能减退程度减量给药。与头孢菌素类联合应用，可致肾毒性加强。

（3）耳毒性　表现为前庭功能和耳蜗神经的损害，与强利尿药（呋塞米、依他尼酸）联用可增加耳毒性。

（4）神经–肌肉阻滞　本类药物具有类似箭毒作用，阻滞乙酰胆碱和络合钙离子的作用，能引起心肌抑制、呼吸衰竭等，以链霉素较多发生，其他品种也不除外。与肌肉松弛药或具有此种作用的药物（如地西泮）联合应用可致神经–肌肉阻滞作用的加强。

（5）其他 新生儿、婴幼儿、老年患者应慎用该类药物，如确有应用指征，有条件应进行血药浓度监测。妊娠期、哺乳期患者应避免使用或用药期间停止哺乳。

6. 喹诺酮类 喹诺酮类抗感染药物是吡酮酸类化学合成抗菌药。药物作用的靶点是细菌的DNA旋转酶及拓扑异构酶，抑制细菌DNA合成，起快速杀菌作用。喹诺酮类药物的抗菌谱广，对革兰阴性杆菌活性高，与其他抗生素无交叉耐药。

静脉用喹诺酮类抗感染药物的处方审核要点如下。

（1）喹诺酮类药物属于浓度依赖性抗菌药物。左氧氟沙星和莫西沙星药物半衰期长，有一定的生物后效应，采用每日剂量一次给药的方式，便于单药用于门诊呼吸道、肺部感染的治疗，而需住院的重症感染患者，常常联合 β–内酰胺类药物治疗。

（2）成人伤寒沙门菌感染可作为首选；志贺菌属、非伤寒沙门菌属、副溶血弧菌等成人肠道感染可作为首选；可用于甲氧西林敏感葡萄球菌属感染；部分品种可与其他药物联合用于治疗耐药结核分枝杆菌和其他分枝杆菌感染的二线用药。

（3）本类药物在动物实验中可引起幼子关节软骨损害，故禁用于18岁以下人群。可透过胎盘屏障、可分泌至乳汁，禁用于妊娠期、哺乳期妇女。氟喹诺酮类有神经–肌肉阻滞作用，会加重重症肌无力患者的肌无力症状，禁用于此类患者。

（4）可引起血糖的波动，糖尿病患者慎用。有一定的肝肾毒性，肝、肾功能不全者慎用。药物可引起长Q–T间期综合征，可发展为尖端扭转型室性心动过速。药物偶发关节疼痛、肌肉痛、腱鞘炎、跟腱炎、跟腱断裂，严重时出现横纹肌溶解症。

（5）皮肤过敏反应，少数患者有光敏反应，用药期间应尽量避免阳光日照。中枢神经反应：头痛、头晕，失眠、兴奋、幻觉、谵妄、抽搐等罕见，癫痫患者慎用。

7. 糖肽类 糖肽类抗感染药物：万古霉素、去甲万古霉素和替考拉宁等。通过药物不可逆地与细菌细胞壁黏肽的侧链终端形成复合物，阻断细胞壁蛋白质的合成，进而使细菌死亡，为时间依赖性杀菌剂。

静脉用糖肽类抗感染药物的处方审核要点如下。

（1）本类药物具一定肾毒性、耳毒性，有用药指征的肾功能不全者、老年人、新生儿、早产儿或原有肾脏疾病、耳部疾病患者应根据肾功能减退程度调整剂量，同时监测血药浓度，应避免将本类药物与各种肾毒性、耳毒性药物合用。

（2）可治疗耐药革兰阳性菌所致的严重感染，包括甲氧西林耐药的葡萄球菌、氨苄西林耐药肠球菌属及青霉素耐药肺炎链球菌所致感染；也可用于对 β-内酰胺类过敏患者的严重革兰阳性菌感染。替考拉宁不用于中枢神经系统感染。万古霉素尚可用于脑膜炎败血黄杆菌感染治疗。口服万古霉素或去甲万古霉素不作为治疗假膜性肠炎的首选药物，可用于甲硝唑治疗无效的艰难梭菌肠炎患者。

（3）妊娠期患者应避免应用糖肽类药物，哺乳期患者用药期间应暂停哺乳。

四、特殊人群用药

（一）肾功能减退患者抗感染药物的应用

肾功能减退患者应用抗感染药物的原则如下。

（1）尽量避免使用肾毒性抗感染药物，确有应用指征时，严密监测肾功能情况。

（2）根据感染的严重程度、病原菌种类及药敏试验结果等选用无肾毒性或肾毒性较低的抗感染药物。

（3）使用主要经肾排泄的药物，须根据患者肾功能减退程度以及抗感染药物在人体内清除途径调整给药剂量及方法（表3-4-1）。

表3-4-1　肾功能减退患者抗感染药物的应用

肾功能减退时按原治疗剂量应用的抗菌药物：

阿奇霉素	头孢哌酮	利福喷丁	卡泊芬净	替硝唑
多西环素	头孢曲松	利福布汀	米卡芬净	乙胺嘧啶
米诺环素	莫西沙星	利福昔明	伏立康唑口服制剂	
克林霉素	利奈唑胺		伊曲康唑口服液	
氯霉素	替加环素		酮康唑	
萘夫西林				

轻、中度肾功能减退时按原治疗剂量，重度肾功能减退时减量应用的抗菌药物：

红霉素	美洛西林	氨苄西林/舒巴坦	环丙沙星	利福平
克拉霉素	哌拉西林	阿莫西林/克拉维酸	甲硝唑	乙胺丁醇
苯唑西林	哌拉西林/他唑巴坦		达托霉素	吡嗪酰胺
氨苄西林	头孢哌酮/舒巴坦		氟康唑	氟胞嘧啶
阿莫西林				

轻、中、重度肾功能减退时均需减量应用的抗菌药物：

青霉素	头孢氨苄	头孢唑肟	亚胺培南	磺胺甲噁唑
羧苄西林	头孢拉定	头孢噻肟	美罗培南	甲氧苄啶
替卡西林	头孢呋辛	头孢吡肟	厄他培南	
阿洛西林	头孢孟多	拉氧头孢	氧氟沙星	
头孢噻吩	头孢西丁	替卡西林/克拉维酸	左氧氟沙星	
头孢唑林	头孢他啶	氨曲南	加替沙星	

避免应用，确有指征应用时需在治疗药物浓度监测下或按内生肌酐清除率调整给药剂量

庆大霉素	链霉素	万古霉素	两性霉素B去氧胆酸
妥布霉素	其他氨基糖苷类	去甲万古霉素	伊曲康唑静脉注射
奈替米星		替考拉宁	伏立康唑静脉注射
阿米卡星		多黏菌素B	
卡那霉素		多黏菌素E	

肾功能减退时不宜应用

四环素	呋喃妥因	萘啶酸

注：1.轻度肾功能减退时按原治疗量，只有严重肾功能减退者需减量。

2.该药有明显肾毒性，虽肾功能减退者不需调整剂量，但可加重肾损害。

3.非肾毒性药，因静脉制剂中赋形剂（环糊精）蓄积，当内生肌酐清除率（Ccr）< 30ml/min时避免应用或改口服。

4.非肾毒性药，因静脉制剂中赋形剂（环糊精）蓄积，当内生肌酐清除率（Ccr）< 50ml/min时避免应用或改口服。

（二）肝功能减退患者抗感染药物的应用

肝功能减退时，抗菌药物的选用及剂量调整需要考虑肝功能减退对该类药物体内过程的影响程度，以及肝功能减退时该类药物及其代谢物发生毒性反应的可能性，由于药物在肝脏代谢过程复杂，不少药物的体内代谢过程尚未完全阐明，根据现有资料，肝功能减退时抗菌药物的应用有以下几种情况。

（1）药物主要经肝脏或有相当量经肝脏清除或代谢，肝功能减退时清除减少，并可导致毒性反应的发生，肝功能减退患者应避免使用此类药物，如氯霉素、利福平、红霉素酯化物等。

（2）药物主要由肝脏清除，肝功能减退时清除明显减少，但并无明显毒性反应发生，肝病患者仍可正常应用抗菌药物，但需谨慎，必要时减量给药，治疗过程中需严密监测肝功能。红霉素等大环内酯类（不包括酯化物）、克林霉素、林可霉素等属于此类。

（3）药物经肝、肾两途径清除，肝功能减退者药物清除减少，血药浓度升高，同时伴有肾功能减退的患者，血药浓度升高尤为明显，但药物本身的毒性不大。严重肝病患者，尤其肝、肾功能同时减退的患者在使用此类药物时需减量应用。经肾、肝两途径排出的青霉素类、头孢菌素类等均属此种情况。

（4）药物主要由肾排泄，肝功能减退者不需调整剂量。氨基糖苷类、糖肽类抗菌药物等属此类。

肝功能减退患者抗感染药物的应用（表3-4-2）。

表3-4-2　肝功能减退患者抗感染药物的应用

肝功能减退时按原治疗量应用				
青霉素G	庆大霉素	万古霉素	氧氟沙星	米卡芬净
头孢唑林	妥布霉素	去甲万古霉素	左氧氟沙星	
头孢他啶	阿米卡星	多黏菌素类	诺氟沙星其他氨基糖苷类	
达托霉素[1]	利奈唑胺[1]			
严重肝病时减量慎用				
哌拉西林	头孢噻吩	替加环素	环丙沙星	伊曲康唑
阿洛西林	头孢噻肟	甲硝唑	氟罗沙星	伏立康唑[1]
美洛西林	头孢曲松			卡泊芬净[1]
羧苄西林	头孢哌酮			
肝病时减量慎用				
红霉素	培氟沙星	异烟肼[2]	克林霉素	林可霉素
肝病时避免应用				
红霉素酯化物	两性霉素B	磺胺药	四环素	氯霉素
咪康唑	利福平	酮康唑		

注：1.在严重肝功能不全者中的应用目前尚无资料。
2.活动性肝病时避免应用。

（三）老年感染患者的抗感染药物的应用

由于组织器官萎缩和生理功能的减退等原因，老年人免疫防御功能降低，故易罹患感染性疾病，尤其是严重细菌性感染。同时，在抗感染治疗的过程中，其不良反应的发生率亦高于年轻人，因此老年患者抗感染用药应特别注意，确保治疗安全有效。

老年患者宜选用毒性低并具杀菌作用的抗感染药物，无用药禁忌者可首选青霉素类、头孢菌素类等 β-内酰胺类抗感染药物。氨基糖苷类具有肾毒性、耳毒性，应尽可能避免应用。万古霉素、去甲万古霉素、替考拉宁等药物应在有明确应用指征时慎用，必要时进行血药浓度监测，并据此调整剂量，使给药方案个体化，以达到用药安全、有效的目的。

（四）新生儿患者抗感染药物的应用

新生儿期一些重要器官尚未完全发育成熟，在此期间其生长发育随日龄增加而迅速变化，因此新生儿患者使用抗感染药物时需注意以下事项。

（1）新生儿期肝、肾均未发育成熟，肝代谢酶的产生不足或缺乏，肾清除功能较差，因此新生儿感染时应避免应用毒性大的抗感染药物，包括主要经肾排泄的氨基糖苷类、万古霉素、去甲万古霉素等，以及主要经肝代谢的氯霉素等。确有应用指征时，需进行血药浓度监测，据此调整给药方案，个体化给药，以使治疗安全有效。

（2）新生儿期避免应用可能发生严重不良反应的抗感染药物。可影响新生儿生长发育的四环素类、喹诺酮类应避免应用，可导致脑性核黄疸及溶血性贫血的磺胺类药和呋喃类药应避免应用。

（3）新生儿期由于肾功能尚不完善，主要经肾排出的青霉素类、头孢菌素类等 β-内酰胺类药物需减量应用，以防止药物在体内蓄积导致严重中枢神经系统毒性反应的发生。

（4）新生儿的组织器官日益成熟，抗感染药物的药动学亦随新生儿日龄增长而变化，因此使用抗感染药物时应按日龄调整给药方案。

（五）妊娠期和哺乳期患者抗感染药物的应用

1.抗感染药物在妊娠期患者中的应用 妊娠期患者抗感染药物的应用需考虑对母体和胎儿两方面的影响。妊娠期患者对药物吸收的影响不明显，血浆容量增多，血药浓度较非妊娠者略低。妊娠期肾血流量、肾小球滤过率均增加，使主要经肾排泄的青霉素类、头孢菌素类、氨基糖苷类血药浓度可降低（但妊娠毒血症患者例外）。因此妊娠期患者用药剂量宜略高于常用量。妊娠期尤其妊娠后期肝脏负荷增加，有肝毒性或经肝代谢的药物如四环素、红霉素酯化物易引起肝损害，因此上述药物不宜用于妊娠期妇女患者。

抗感染药物对胎儿的影响如下。

（1）对胎儿有致畸或明显毒性作用者，妊娠期间不可应用。属此类者有四环素类、磺胺药、甲氧苄啶和乙胺嘧啶、氯霉素、甲硝唑、利福平、金刚烷胺、碘苷和阿糖腺苷等。

（2）药物对母体和胎儿有一定毒性或影响，应避免在妊娠全过程中应用，但其中某些抗菌药物如确有应用指征时也可在充分权衡利弊后慎用。属此类者有氨基糖苷类抗菌药、万古霉素、去甲万古霉素，如妊娠期患者必须应用该类药物时需同时进行血药浓度监测，据以调整给药剂量。如妊娠期妇女患者已有肾功能减退，则禁用该类药物。避免应用喹诺酮类、异烟肼（确有应用指征时合用维生素B_6）、氟胞嘧啶、呋喃妥因。

（3）药物毒性低，对胎儿无明显影响，也无致畸作用，妊娠期患者可以应用的药物如青霉素类、头孢菌素类、其他β-内酰胺类、大环内酯类（除外酯化物及克拉霉素）、磷霉素等。

2.抗感染药物在哺乳期患者中的应用　抗感染药物对乳儿的影响与药物分泌至乳汁的量以及乳儿可自乳汁中摄入的药量有关。通常母乳中药物含量不高，口服易吸收的磺胺药（如SMZ和SD）及异烟肼分泌至乳汁中量较多，乳汁中浓度约与母血中浓度相近，氯霉素、红霉素在乳汁中浓度约为母血浓度的50%。乳儿自乳汁中摄入SMZ或SD的量，有引起核黄疸的可能，先天性葡萄糖-6-磷酸脱氢酶缺乏的乳儿尚有引起溶血性贫血的可能。乳儿摄入四环素类可导致乳齿黄染及牙釉质损害。氯霉素可引起乳儿骨髓抑制，氨基糖苷类可致乳儿听力减退，青霉素类可引起过敏反应。因此哺乳期患者应避免用氨基糖苷类、喹诺酮类、四环素、氯霉素、磺胺药。应用其他任何抗感染药物时，均宜暂停哺乳。

五、案例分析

（一）溶媒选择不适宜

案例

【处方描述】

患者信息

性别：男　　年龄：36岁

临床诊断：心内膜炎

处方：

| 注射用青霉素钠 | 160万 IU | ivgtt | bid |
| 5% 葡萄糖注射液 | 100ml | ivgtt | bid |

【处方问题】

溶媒选择不适宜。

【处方分析】

青霉素作为典型的 β-内酰胺类抗菌药物，其水溶液稳定的pH为6.0～6.5。而葡萄糖注射液的pH为3.2～5.5，能加速青霉素结构中不稳定 β-内酰胺环的水解过程，易生成致敏性物质。故青霉素钠静脉滴注时应当选用0.9%氯化钠注射液作溶媒。

【干预建议】

将溶媒5%葡萄糖注射液更改为0.9%氯化钠注射液。

（二）遴选药物不适宜

案例 ❶

【处方描述】

患者信息

性别：女　　年龄：28岁

尿培养结果：大肠埃希菌。

临床诊断：妊娠期无症状菌尿

处方：

| 0.9%氯化钠注射液 | 250ml | ivgtt | bid |
| 硫酸阿米卡星注射液 | 0.2 g | ivgtt | bid |

【处方问题】

遴选药物不适宜。

【处方分析】

无症状菌尿是首个确定与围产期不良结局相关的临床感染之一，故此处是有抗感染指征的。妊娠期对无症状菌尿进行治疗，可降低妊娠期妇女继发性肾盂肾炎的风险，也能改善胎儿的状况。阿米卡星属于氨基糖苷类抗菌药物，对大肠埃希菌、肠杆菌以及沙雷菌等有很好的抗菌活性。然而患者为妊娠期女性。阿米卡星具有肾毒性、耳毒性且可以透过胎盘屏障，妊娠期患者应避免使用。

【干预建议】

将硫酸阿米卡星注射液更改为注射用头孢哌酮舒巴坦。

案例 ❷

【处方描述】

患者信息

性别：男　　年龄：12 岁

临床诊断：弥漫性支气管炎

处方：

盐酸左氧氟沙星氯化钠注射液	0.2g	ivgtt	qd

【处方问题】

遴选药物不适宜。

【处方分析】

盐酸左氧氟沙星氯化钠注射液属于喹诺酮类抗菌药物，说明书中明确提示 18 岁以下患者禁用，另外，在《抗菌药物临床应用指导原则》喹诺酮类抗菌药物注意事项中亦有提示"18 岁以下未成年患者避免使用本类药物"。

【干预建议】

将左氧氟沙星更改为 β - 内酰胺类抗感染药物。

案例 ❸

【处方描述】

患者信息

性别：女　　年龄：28 岁

临床诊断：毛囊炎

处方：

0.9%氯化钠注射液	100ml	ivgtt	bid
注射用氨曲南	1 g	ivgtt	bid

【处方问题】

遴选药物不适宜。

【处方分析】

毛囊炎属于皮肤软组织感染，主要是以金黄色葡萄球菌、链球菌为主的革兰阳性菌感染，而氨曲南的抗菌谱主要为革兰阴性菌，使用其治疗难以达到良好效果。

【干预建议】

将氨曲南更改为抗菌谱为革兰阳性菌的 β-内酰胺类抗感染药物。

（三）用法用量不适宜

案例 ❶

【处方描述】

患者信息

性别：女 年龄：38岁

临床诊断：细菌性肺炎

处方：

0.9%氯化钠注射液	100ml	ivgtt	qd
注射用头孢唑林钠	2g	ivgtt	qd

【处方问题】

用法不适宜。

【处方分析】

头孢唑林为头孢菌素类抗感染药物，属于时间依赖性抗菌药物，应一天多次给药，才能保证临床治疗效果。

【干预建议】

将每日一次更改为每日两次。

案例 ❷

【处方描述】

患者信息

性别：女　　年龄：48岁

临床诊断：胆囊炎

处方：

| 0.9%氯化钠注射液 | 250ml | ivgtt | qd |
| 注射用头孢曲松钠 | 6g | ivgtt | qd |

【处方问题】

用量不适宜。

【处方分析】

注射用头孢曲松钠虽然是时间依赖性抗菌药物，但由于半衰期长，所以推荐每日一次的给药方式。成人及12岁以上儿童通常剂量为1~2g，每日一次。严重情况剂量可增至4g，每日一次。故此处临床应用存在超剂量使用情况，可能增加患者肾脏负担，引起药品不良反应。

【干预建议】

将注射用头孢曲松的用量6g更改为2g。

案例 ❸

【处方描述】

患者信息

性别：男　　年龄：84岁

临床诊断：双下肢动脉闭塞症，施行右下肢动脉球囊扩张术

处方：

术后

| 0.9%氯化钠注射液 | 100ml | ivgtt | bid |
| 注射用头孢呋辛 | 1.5g | ivgtt | bid |

【处方问题】

给药时机不适宜。

【处方分析】

右下肢动脉球囊扩张术属于清洁手术，一般不应预防用抗菌药物。但此患者属于高龄患者，有感染高危因素，符合围手术期预防用抗菌药物的指征。抗菌药物预防性使用时间应在术前0.5～2小时，使得手术目标区组织中已达到足以杀灭手术过程中入侵细菌的药物浓度。然而此患者术前未用药，术后使用抗菌药物，且使用了2天。

【干预建议】

将头孢呋辛术后用药改为术前0.5～2小时内给药。

（四）联合用药不适宜

案例 ❶

【处方描述】

患者信息

性别：男 年龄：28岁

临床诊断：腹膜炎

处方：

0.9%氯化钠注射液	100ml	ivgtt	bid
注射用头孢西丁钠	2g	ivgtt	bid
奥硝唑氯化钠注射液	0.5g	ivgtt	bid

【处方问题】

联合用药不适宜。

【处方分析】

头孢西丁为头霉素类抗感染药物，适用于需氧和厌氧菌的混合感染，其抗菌谱已覆盖厌氧菌，不宜再联用抗菌谱为厌氧菌的奥硝唑。

【干预建议】

停用奥硝唑氯化钠注射液。

案例 ❷

【处方描述】

患者信息

性别：男　　年龄：51 岁

临床诊断：复合创伤感染

处方：

0.9%氯化钠注射液	100ml	ivgtt	bid
注射用头孢唑林	1g	ivgtt	bid
0.9%氯化钠注射液	100ml	ivgtt	bid
庆大霉素注射液	80mg	ivgtt	bid

【处方问题】

联合用药不适宜。

【处方分析】

头孢唑林主要在肾脏排泄，对肾脏本身存在一定的毒性，当与氨基糖苷类抗生素比如庆大霉素、链霉素合用时，其肾脏毒性会增强，肾脏更加容易受到损害，可引起急性肾衰竭。

【干预建议】

将头孢唑林改为肾毒性小的 β–内酰胺类抗感染药物。

（五）无适应证用药

案例

【处方描述】

患者信息

性别：男　　年龄：28 岁

临床诊断：带状疱疹

处方：

0.9%氯化钠注射液	100ml	ivgtt	bid
注射用头孢呋辛	1.5g	ivgtt	bid

【处方问题】

无适应证用药。

【处方分析】

带状疱疹由带状疱疹病毒引起，应给予抗病毒治疗，不宜使用抗菌药物。

【干预建议】

将头孢呋辛更改为阿昔洛韦。

第五节　质子泵抑制剂

一、质子泵抑制剂概念及作用特点

质子泵抑制剂（简称PPIs）是目前已知最强的抑制胃酸类药物之一。此类药物属于苯并咪唑类化合物，天然呈弱碱性，需要在胃内酸性环境中激活，转变为次磺酸和亚磺酰胺，并聚集于胃壁细胞顶端的分泌小管内，通过特异性地与H^+/K^+–ATP酶中结合部位半胱氨酸残基上巯基进行不可逆的结合，形成二硫键，进而抑制H^+/K^+–ATP酶活性，阻断其H^+、K^+交换作用，使胃壁细胞内H^+无法向胃腔内转移，阻断胃酸分泌的最后关键步骤，起到强大的抑酸作用。

二、质子泵抑制剂的分类及其注射剂型特点

（一）PPIs的分类

从1988年第一个质子泵抑制剂奥美拉唑在瑞士上市，至2009年右兰索拉唑在美国上市。目前全球范围内主要有8个PPIs品种上市，在我国目前市面上有6种产品。按上市时间顺序分别是奥美拉唑、兰索拉唑，泮托拉唑、雷贝拉

唑、艾司奥美拉唑及艾普拉唑。

根据PPIs的上市时间、药效学、药动学及经济性的差异可分为两代。其中前三种属第一代PPIs，特点是相对价格实惠，临床应用广，但也存在起效较慢、抑酸作用较弱、药物相互作用多等缺点；后三种属第二代PPIs，在第一代基础上改良，克服了部分缺点，如抑酸能力强、起效较快，代谢途径多样化，PPIs主要经过肝药酶CYP2C19及CYP3A4代谢，而第二代PPIs对CYP2C19依赖性较低，但价格也相对偏高。

（二）PPIs注射剂型特点

1. PPIs注射剂型介绍 PPIs类药物存在亚磺酰基苯并咪唑环结构，在水溶液中稳定性较差，容易受溶液pH、温度、光线、金属离子浓度等多因素影响，发生分解或聚合反应，导致变色、浑浊或沉淀物产生。所以PPIs注射剂型常做成冻干粉等固体剂型，临用前配制。一般来说，质子泵抑制剂在碱性溶液中相对稳定，而在酸性溶液中容易分解，出现变色、浑浊且产生沉淀物质。常推荐使用溶媒为0.9%氯化钠注射液，且不宜和酸性药物配伍或序贯使用。PPIs注射剂应单独使用，若必须联合使用时，建议用0.9%氯化钠注射液冲管后使用，同时观察输注过程，若出现变色、浑浊应立即停用。

PPIs的静脉给药途径又细分为静脉滴注与静脉注射，相对而言，静脉注射起效时间更短，因此，更适合紧急使用，如消化道出血、穿孔等；而静脉滴注可保持稳定速率持续给药，可作为维持剂量使用，如手术过程中用于预防应激性黏膜损伤。

目前国内上市药品中，奥美拉唑、艾司奥美拉唑以及泮托拉唑包含静脉注射和静脉滴注两种途径，其他种类质子泵只有静滴途径。一般来说，用于静脉滴注的剂型，配制后溶液保存时间较长，因此需要加入适当稳定剂；而静脉注射剂型，稀释液少，注射时间短，血管给药部位pH高，容易引起刺激，产生疼痛，一般配有缓解刺激性而不含稳定剂的专用溶媒。因此，两种剂型不可混用。临床应用时需要严格按照药品说明书配制要求操作，下表提供常用PPIs的静脉配制方法（表3-5-1）。

表 3-5-1 不同 PPIs 静脉配制方法

药品名称	给药途径	溶媒选择	输注时间	配制后保存	注意事项
奥美拉唑	静脉滴注	100ml 0.9%氯化钠注射液或100ml 5%葡萄糖注射液	20~30分钟或更长时间	溶于5%葡萄糖注射液后应在6小时内使用	1. 注射器应单独应用，不宜接触其他药液
	静脉注射	10ml专用溶媒（助溶剂：聚乙二醇400和pH调节剂枸橼酸）	缓慢注射至少2.5ml，最大速率每分钟4ml	溶于0.9%氯化钠注射液后可在12小时内使用4小时	2. 与其他药品序贯使用时，应使用0.9%氯化钠溶液冲管
兰索拉唑	静脉滴注	100ml 0.9%氯化钠注射液	静脉滴注时间不短于30分钟	本品溶解、配制后应尽快使用，勿保存	静脉滴注时应配有孔径为1.2μm的过滤器，以除去输液过程中可能产生的沉淀物
泮托拉唑	可静脉滴注或静脉注射	静脉滴注：100~250ml 0.9%氯化钠注射液 静脉注射：10ml 0.9%氯化钠注射液	1.静脉滴注建议：15~60分钟内滴完 2.静脉注射，建议：缓慢推注，超过2分钟	3小时	不能与酸性药物同时或序贯使用，必要时，需冲洗管路
雷贝拉唑	静脉滴注	100ml 0.9%氯化钠注射液	15~30分钟内滴完	2小时	建议单独使用，包括一次性注射器及输液器。输液宜现配现用
艾司奥美拉唑	可静脉滴注或静脉注射	静脉滴注：100ml 0.9%氯化钠注射液 静脉注射：5ml 0.9%氯化钠注射液	静脉滴注：10~30分钟内滴完 静脉注射：超过3分钟	12小时	
艾普拉唑	静脉滴注	100ml 0.9%氯化钠注射液：20mg溶于200ml 0.9%氯化钠注射液	30分钟内滴完	3小时	必须使用带过滤装置的输液器静脉滴注

注：表格内容参考各注射用PPIs说明书。

2. PPIs药动学特点 常见PPIs药动学特性参数总结如下（表3-5-2）。

表3-5-2　静脉PPIs的药动学特性

代谢途径	奥美拉唑	兰索拉唑	泮托拉唑	雷贝拉唑	艾司奥美拉唑	艾普拉唑
半衰期 $t_{1/2}$（h）	0.5~1.2	1.3~1.7	0.8~2	0.6~1.4	0.8~1.3	4.3
清除率Cl（ml/min）	400~620	400~650	90~225	–	160~330	–
主要代谢途径	CYP2C19	CYP3A4	CYP2C19	磺基转移酶代谢	CYP2C19	CYP3A4
次要代谢途径	CYP3A4	CYP2C19	CYP3A4	CYP2C19 CYP3A4	CYP3A4	CYP3A4
消除途径	尿（77%）	尿（80%）	尿（80%）	尿（90%）	尿（80%）	尿

通过上表可知，大部分PPIs均主要经过肝药酶CYP2C19及CYP3A4代谢。其中CYP2C19是主要代谢酶，但研究发现，该酶存在基因多态性，主要分快代谢型和慢代谢型两种类型。亚洲人种中慢代谢型人群占比12%~22%，而欧美人群仅占比3%。慢代谢型人群，其CYP2C19活性较低，对奥美拉唑、泮托拉唑等主要经CYP2C19代谢的药物清除能力较差，导致血药浓度差异大，如奥美拉唑在两种人群中最大血药浓度值相差7倍之多，从而造成两种人群抑酸疗效上的巨大差别。

CYP3A4与CYP2C19相比，代谢速率较慢，因此，主要经过CYP3A4代谢药物，如艾普拉唑，在体内代谢慢，半衰期延长，其抑酸效果更好。

三、静脉用质子泵抑制剂的临床应用及存在相关问题

PPIs临床上常用于防止急性胃黏膜病变的发生以及治疗胃酸相关性疾病。其中急性胃黏膜病变主要包括：应激性溃疡、药物（非甾体抗炎药、抗血小板药等）相关性胃肠道黏膜损伤，以及医源性溃疡。胃酸相关性疾病主要包括：上消化道溃疡、出血，Hp感染、胃食管反流病、卓-艾综合征等。

PPIs的主要给药途径分为口服、静脉给药两种方式，需要注意同一种PPIs类药物，其口服与注射剂型之间，临床适应证并不完全相同，相对于口服给药而言，静脉给药没有胃肠吸收过程，不受食物影响，没有肝脏首过效应，生物利用度高，起效更快，作用更强，可快速提高胃内部pH。因此静脉用药更适合病情严重，或者不适合口服给药患者使用。临床用药方式选择应结合患者实际情况，制订个体化治疗方案（表3-5-3）。

表3-5-3　不同PPIs注射剂型适应证

	胃食管反流病	消化性溃疡	非甾体抗炎药相关性溃疡	卓-艾综合征	上消化道出血	预防应激性黏膜损伤
奥美拉唑	+	+	+	+	+	+
兰索拉唑		+			+	
泮托拉唑	+	+			+	
雷贝拉唑					+	
艾司奥美拉唑	+				+	+
艾普拉唑		+			+	

注：参考信息来自质子泵抑制剂临床应用指导原则（2020年版）。

从表可以看出，不同种类PPIs注射剂型，其适应证范围也有所区别。如用于预防应激性黏膜损伤时，推荐使用奥美拉唑与艾司奥美拉唑；而用于治疗非甾体抗炎药相关性溃疡推荐使用奥美拉唑。

PPIs临床使用存在的问题：PPIs短期使用一般认为安全和耐受性良好，但近年来，随着PPIs类药物的临床应用越来越广泛，其不合理用药问题也越突出。无适应证用药已成为最常见问题，其次还有超剂量用药、溶媒选择不当、疗程过长等问题。当PPIs处方不当或使用时间过长时，可能导致腹泻、低镁血症，甚至艰难梭菌感染，髋部骨折和肺炎等疾病的发生，尤其是老年人群。这增加了患者的用药安全风险，同时也增加医保费用支出及患者的经济负担。因此，药师应该严格控制PPIs适用范围、用药剂量、疗程，掌握PPIs处方精简方法对提升药师审方能力有帮助。

四、审核要点

（一）适应证

无指征用药，尤其是无指征预防性用药，是导致滥用质子泵抑制剂的最主要原因。PPIs预防性使用，建议严格参照《应激性溃疡防治专家建议》（2018版）中提及的预防性用药指征判断。临床应根据疾病情况结合危险因素判断患者是否需要使用PPIs预防急性胃黏膜病变。

（二）用法用量

需要根据治疗目的进行给药途径、剂型和用法用量的选择。静脉用药仅适用于中、重度病情或存在口服禁忌者，当患者病情稳定，恢复饮食后应及时转口服序贯治疗。常用注射PPIs剂量如下（表3-5-4）。

表3-5-4　注射用PPIs常规剂量

PPIs	常规剂量（静脉用量）/d
奥美拉唑	40mg
兰索拉唑	30mg
泮托拉唑	40mg
雷贝拉唑	20mg
艾司奥美拉唑	40mg
艾普拉唑	10mg （首剂加倍）

（三）疗程

应根据疾病的常规治疗原则结合患者个体情况和临床表现，予以治疗疾病所需要的最短疗程。用于预防性应用时，当严重危险因素消除后，应及时停药。

（四）相互作用

PPIs类药物主要经过CYP2C19代谢，其次是CYP3A4代谢，与此同时PPIs不仅仅是肝药酶的底物，同时也是其抑制剂。以CYP2C19为例，奥美拉唑体内代谢途径80%由该酶完成，其余顺序从大到小依次为艾司奥美拉唑、兰索拉唑、泮托拉唑，依赖最小的是雷贝拉唑，其主要经过非肝药酶途径代谢。而对CYP2C19抑制能力与代谢依赖程度成正比，同样奥美拉唑最强，艾司奥美拉唑、兰索拉唑次之，泮托拉唑与雷贝拉唑最弱。当PPIs与同样经过CYP2C19代谢的药物，如地西泮、华法林、苯妥英等联合使用时，可降低后者代谢清除率，升高血药浓度。

另外，PPIs可还可通过改变胃液pH，影响其他药物的溶解和吸收，导致某些口服药物如酮康唑、伊曲康唑的吸收率改变。

（五）配伍禁忌

PPIs为弱碱性药物，容易与酸性药物发生酸碱中和反应，导致药物降解。因此，常推荐使用溶媒为0.9%氯化钠注射液，且不宜和酸性药物配伍或序贯使用。PPIs注射剂应单独使用。若必须联合使用时，建议在PPIs使用前后用0.9%氯化钠注射液冲管后使用，同时观察输注过程，若出现变色、浑浊应立即停用。

（六）超说明书药物合理使用

PPIs在临床应用中，由于说明书更新速度慢于临床诊疗指南，部分新的适应证和用法用量，可能会超出说明书规定范围，对于合理的情况。应及时通过医疗机构药事管理与药物治疗学委员会，制订适合本院使用的PPIs超说明书备案，在备案批准后使用。以下列举几个超说明书用药情况供参考。

1. 超说明书给药途径　如PPIs采用持续静脉微泵给药。在急性上消化道出血诊疗过程中，需要按照病情严重程度进行分层管理，对于高危人群的初始抑酸治疗，常需要使用高剂量PPIs静脉注射后，序贯予常规剂量PPIs持续静脉泵入治疗。

2. 超适应证用药　如艾司奥美拉唑注射液用于内镜下胃损伤止血。术后复发性消化道出血预防（高危患者）胃镜检查后立即给予负荷剂量80mg iv；续以8mg/h，iv，维持3~6天。

3. 超剂量用药　如雷贝拉唑肠溶片用于治疗卓–艾综合征，起始剂量为60mg，qd，每天一次，开始剂量60mg口服，然后根据患者需要进行调整。

（七）质子泵抑制剂安全性监护

PPIs的长期使用，可引起胃肠道生理功能产生一系列改变，导致多种潜在不良反应发生，应警惕相关不良反应的发生，如：①引起维生素B_{12}及铁缺乏，但胃酸减少，可减少食物中维生素B_{12}及铁的释放和吸收。对于营养不良或贫血的患者需谨慎长期使用；②导致肠道感染。PPIs长期使用，引起胃酸抑制细菌繁殖生长能力持续下降，导致胃、肠道内定植菌，如艰难梭菌过度生长，引起肠道感染；对于免疫功能较差或患有慢性疾病的老年人需慎用长期应用；③引起骨质疏松甚至骨折，胃部pH的升高可导致钙吸收减少，引起骨密度降低，增加老年患者脊椎、髋骨骨折的风险。④增加低镁血症发生风险，长期使用PPIs（超过3个月）时，低镁血症发生风险增高，可引起患者疲惫、头晕、手足抽搐，甚至出现惊厥、心律失常。对于慢性心血管疾病患者，需谨慎使用，必要时监测血镁水平。对于长期使用PPIs患者，应定期评估用药需求，尽量使用最低有效剂量。

五、案例分析

（一）无适应证用药

案例

【处方描述】

患者信息

性别：男　　年龄：64岁

症状：出现大便带血，下腹痛。

临床诊断：溃疡性结肠炎

处方：

0.9%氯化钠注射液	10ml	iv	qd
注射用奥美拉唑	20mg	iv	qd

【处方问题】

无适应证用药。

【处方分析】

案例患者诊断为"溃疡性结肠炎"，并出现大便带血，下腹痛等症状，《中国溃疡性结肠炎外科治疗指南》（2022年版）指出，大部分患者可通过激素及氨基水杨酸类药物控制病情。而注射用奥美拉唑主要用于治疗胃酸相关性疾病，如胃溃疡、十二指肠溃疡、反流性食管炎等上消化道疾病。溃疡性结肠炎属于下消化道疾病，该药无治疗作用。

【干预建议】

停用注射用奥美拉唑，改用氨基水杨酸类或激素类药物治疗。

（二）溶媒选择不当

案例

【处方描述】

患者信息

性别：女　　年龄：24岁

症状：诉胃痛不适。

临床诊断：胃溃疡

处方：

5%葡萄糖注射液	100ml	ivgtt	qd
注射用兰索拉唑	30mg	ivgtt	qd

【处方问题】

溶媒选择不当。

【处方分析】

兰索拉唑含亚磺酰基苯并咪唑环结构，在水溶液中稳定性较差，容易受溶液pH、温度、光线等因素影响，发生分解或聚合反应，导致变色、浑浊或沉淀物产生。5%葡萄糖注射液pH在3.2~6.5，呈酸性。不宜与兰索拉唑配伍，一般推荐使用溶媒为0.9%氯化钠注射液。

【干预建议】

建议溶媒改用0.9%氯化钠注射液100ml。

（三）给药频次不适宜

案例

【处方描述】

患者信息

性别：女　　年龄：54岁

症状：诉胃痛不适。

临床诊断：胃溃疡

处方：

0.9%氯化钠注射液	10ml	iv	bid
注射用泮托拉唑	40mg	iv	bid

【处方问题】

给药频次不适宜。

【处方分析】

泮托拉唑等PPIs通过特异性地与H^+/K^+-ATP酶进行不可逆的结合，抑制其酶活性。该过程不可逆，故需要等新酶产生后，抑酸作用才会减弱，单次给药药效可维持12小时以上。对于非急性消化道出血，仅需一天一次即可。

【干预建议】

建议调整处方为：注射用泮托拉唑40mg，iv，qd。

（四）配伍禁忌

案例

【处方描述】

患者信息

性别：女 年龄：59岁

症状：诉胃痛不适、咳嗽、咳痰。

临床诊断：消化性溃疡、支气管炎

处方：

0.9%氯化钠注射液	100ml	ivgtt	qd
注射用奥美拉唑	20mg	ivgtt	qd
氨溴索注射液	30mg	ivgtt	qd

【处方问题】

药物配伍禁忌。

【处方分析】

奥美拉唑为弱碱性药物，溶液pH在10~11，而盐酸氨溴索注射液pH约5，禁止与pH＞6.3的弱碱性药物配伍使用。两者配伍容易发生酸碱中和反应，导致药物降解，配制溶液出现变色、浑浊、沉淀产生。

【干预建议】

建议将注射用奥美拉唑与氨溴索注射液分开配制，滴注。两者前后用0.9%氯化钠注射液冲管后使用。

（五）不良药物相互作用

案例 ❶

【处方描述】

患者信息

性别：男 年龄：34岁

症状：自诉胃灼痛不适，食欲不振。

临床诊断：胃溃疡

处方：

0.9%氯化钠注射液	10ml	iv	qd
注射用泮托拉唑	40mg	iv	qd
硫糖铝混悬凝胶	1g	po	bid（餐前半小时服用）

【处方问题】

不良药物相互作用。

【处方分析】

硫糖铝需要在酸性环境中聚合成胶体，从而覆盖在溃疡面形成保护膜。泮托拉唑可减少胃酸分泌，改变胃部酸性环境，降低硫糖铝药效。

【干预建议】

建议改用其他胃黏膜保护剂，如铝碳酸镁咀嚼片。

案例 ❷

【处方描述】

患者信息

性别：男　　年龄：68岁

症状：患者诉胃痛不适，胸闷。

临床诊断：胃溃疡，冠心病、PCI术后

处方：

0.9%氯化钠注射液	10ml	iv	qd
注射用奥美拉唑	20mg	iv	qd
氢氯吡格雷片	75 mg	po	bid
阿托伐他汀钙片	10mg	po	qn

【处方问题】

不良药物相互作用。

【处方分析】

氢氯吡格雷属于前体药物，无生物活性，需要在肝脏由CYP2C19转化为具有活性的代谢物发挥作用。奥美拉唑属于中等强度CYP2C19抑制剂，二者联合使用，可使氢氯吡格雷药效降低，导致栓塞性心血管意外风险增加。

【干预建议】

建议调整PPIs品种，改用对CYP2C19抑制作用较少的品种，如主要经过非肝药酶途径代谢的注射用雷贝拉唑。

（六）给药途径不适宜

案例 ❶

【处方描述】

患者信息

性别：男　　年龄：72岁

症状：自诉右膝关节肿胀伴疼痛，NRS：6分，活动受限，活动后疼痛加重。

临床诊断：右膝关节炎

处方：

0.9%氯化钠注射液	100ml	ivgtt	qd
注射用奥美拉唑	40mg	ivgtt	qd
0.9%氯化钠注射液	100ml	ivgtt	q12h
氟比洛芬酯注射液	50mg	ivgtt	q12h

【处方问题】

给药途径不适宜。

【处方分析】

患者老年男性，因膝关节炎伴明显疼痛，使用非选择性NSAIDs类药物氟比洛芬消炎镇痛，经评估，患者存在NSAIDs相关胃肠道损伤中等风险，有联合使用PPIs护胃指征，但应首选口服给药。仅当患者不适宜口服时才考虑静脉给药。

【干预建议】

建议停用注射用奥美拉唑，改奥美拉唑肠溶片20mg，po，qd。

案例 ❷

【处方描述】

患者信息

性别：男　　年龄：22岁

症状：自诉上腹隐痛、胃胀，纳差，C_{13}呼气试验（＋）。

临床诊断：慢性胃炎、幽门螺杆菌（*H.pylori*）感染

处方：

0.9%氯化钠注射液	100ml	ivgtt	qd
注射用奥美拉唑	40mg	ivgtt	qd
胶体果胶铋胶囊	200mg	po	bid
阿莫西林胶囊	1000mg	po	bid
克拉霉素分散片	250mg	po	bid
替普瑞酮胶囊	50mg	po	tid

【处方问题】

给药途径不合适、药物不良相互作用。

【处方分析】

患者诊断为慢性胃炎，C_{13}呼气试验（＋），*H.pylori*阳性，有根除幽门螺杆菌（*H.pylori*）治疗指征。《第五次全国幽门螺杆菌感染处理共识报告》提出Hp的根除经验治疗推荐使用PPI+铋制剂+两种抗生素的四联用药治疗方案。

该患者为青年男性，普通饮食，*H.pylori*根除治疗不推荐使用PPIs注射液。

奥美拉唑与克拉霉素合用，两者均通过CYP3A4代谢，存在相互作用，可导致奥美拉唑稳态血药浓度升高，不建议联合使用。另外，Hp根除治疗中，克拉霉素耐药率较高，建议改用耐药率更低的抗生素。

胃黏膜保护剂替普瑞酮，常用于急性胃炎、慢性胃炎急性加重期或胃溃疡引起的胃黏膜急性病变的治疗。该患者无相关适应证，不建议使用。

【干预建议】

建议停用注射用奥美拉唑，改口服PPIs剂型；停用克拉霉素分散片，改用甲硝唑片；停用替普瑞酮胶囊。

（七）药品选择不适宜

案例 ❶

【处方描述】

患者信息

性别：男　　**年龄**：75岁

症状：患者诉上腹轻压痛，无反跳痛，腹部CT：肝S4结节，肝实质密度不均匀降低，部分肝内胆管扩张，住院期间行腹腔镜下半肝切除术治疗，术后转入ICU监护，予以补液扩容、预防感染、抑酸护胃、肠外营养支持、镇痛等支持治疗，术后第三天患者病情平稳，转回普通病房。

临床诊断：肝癌

处方：（术后）

0.9%氯化钠注射液	100ml	ivgtt	q12h（7天）
注射用艾司奥美拉唑	40mg	ivgtt	q12h（7天）
0.9%氯化钠注射液	10ml	iv	q12h（7天）
注射用帕瑞昔布	40mg	iv	q12h（7天）
脂肪乳（10%）/氨基酸（15%）/葡萄糖（20%）注射液			
	1500ml	ivgtt	qd（2天）
头孢哌酮钠舒巴坦钠	3g	ivgtt	q12h（3天）
0.9%氯化钠注射液	100ml	ivgtt	q12h（3天）

【处方问题】

药品选择不合适、疗程不适宜。

【处方分析】

①患者老年男性，因肝癌住院行腹腔镜下半肝切除术，手术时间长、难度大、术中失血多，术后病情不稳定，需转入ICU监护治疗，采用肠外营养支持，有使用静脉PPIs预防应激性溃疡指征，但患者术后第三天病情已平稳，并逐渐恢复普食。此时应激性溃疡危险因素已消除，应及时改用口服PPIs类药物，故注射用艾司奥美拉唑疗程不适宜。②患者镇痛药物注射用帕瑞昔布用药时间过长，术后疼痛高峰期在术后48小时内，一般建议术后第三天起改用口服NSAIDs序贯治疗，疗程一般不超过7天，注射用帕瑞昔布疗程不适宜。

③肝、胆系统及胰腺手术，属于Ⅱ类切口，有预防用药指征，常见致病菌有革兰阴性杆菌、厌氧菌，建议采用第一、二代头孢菌素±甲硝唑，头霉素类，头孢哌酮钠舒巴坦钠用于围术期预防感染无相应循证医学证据支持。

【干预建议】

①术后预防用药停用头孢哌酮钠舒巴坦钠，改用头霉素类或头孢唑林/头孢呋辛±甲硝唑；②术后第三天患者病情稳定，恢复普食后应停用注射用艾司奥美拉唑，改口服艾司奥美拉唑；同时停用注射用帕瑞昔布，改用口服COX-2抑制剂，如塞来昔布胶囊等。

案例 ❷

【处方描述】

患者信息

性别：女　　年龄：60岁

症状：患者诉上腹胀1月余，隐痛一周，伴里急后重，四肢乏力，头晕，呕血6小时入院，入院后测血压90/55mmHg，心率102次/分，贫血面容，腹肌柔软，剑突下轻压痛，无反跳痛，查血常规12.5×10^9，N%:79%，血红蛋白浓度66g/L，凝血功能无异常。

临床诊断： 急性上消化道出血

处方：

0.9%氯化钠注射液	10ml	iv	bid
注射用奥美拉唑	40mg	iv	bid
5%葡萄糖注射液	500ml	ivgtt	bid
10%氯化钾注射液	10ml	ivgtt	bid
注射用头孢他啶	3g	ivgtt	q12h
0.9%氯化钠注射液	100ml	ivgtt	q12h
红细胞混悬液	1.5U	ivgtt	st

【处方问题】

药品用法用量不当：注射用奥美拉唑；无适应证用药。

【处方分析】

患者入院诊断：急性上消化道出血，按危险程度分层属于高危程度，病情危重，随时有失血性休克可能。按分层管理原则，应立刻启动生命体征监护，同时积极救治。初始医嘱采取静脉输液容量复苏，以及输血等对症支持治疗合理；但PPIs用法用量不合适，《急性上消化道出血急诊诊治流程专家共识》（2021年版）建议可采用高剂量PPIs 72小时治疗（首剂80mg静脉注射，然后8mg/h连续输注72小时），可以减少再出血率和病死率。对于不明原因高危上消化道出血，经验性治疗应同时联合使用生长抑素治疗，以尽量减少出血。

患者无感染性诊断或其他感染迹象，白细胞计数升高，考虑与急性上消化道出血引起应激反应相关，一般止血后可恢复正常，无需抗菌治疗。

【干预建议】

①调整奥美拉唑用法用量为首剂80mg静脉注射，然后8mg/h连续输注72小时；联合使用生长抑素，首剂250μg静脉注射后，连续输注250μg/h。②停用头孢他啶。

第六节　糖皮质激素

一、糖皮质激素概念及结构特点

肾上腺皮质可分泌数种类固醇激素，主要包括球状带分泌盐皮质激素，网状带分泌性激素以及束状带分泌糖皮质激素，由于糖皮质激素（GCs）对体内糖代谢调节较强，而对水、盐调节作用较弱，因此得名。GCs的发现与类风湿关节炎的治疗密切相关。在上世纪初，人类仍将类风湿关节炎当作细菌感染引起的疾病。1929年，风湿科医生通过长期观察发现该疾病可能与内分泌相关。并在1948年，首次使用可的松注射治疗一名严重类风湿关节炎患者，并取得显著疗效。至此，人类首次认识到糖皮质激素强大的抗炎、抗风湿能力，引起医学界广泛关注，并逐渐开发出一系列人工合成糖皮质激素。

内源性GCs属于甾体类化合物，由肾上腺皮质部-束状带分泌。包括氢化可的松及可的松两种。内源性糖皮质激素基本结构为孕甾烷，如下所示。

其他共同结构特点包括：C_3位点有酮基，C_4与C_5之间有双键等，它们是保持GCs生理活性的基本结构。内源性GCs主要有可的松与氢化可的松，它们主要化学结构差异在C_{11}位链接基团，可的松为酮基，氢化可的松为羟基，酮基的药理活性比羟基强。由于内源性GCs存在作用时间相对较短，抗炎作用较弱等缺点，因此，人们通过其化学结构修饰，引入新基团，合成多种新糖皮质激素。

如可的松化学结构C_1—C_2位点引入双键，可转变为泼尼松；对应的氢化可的松则转化为泼尼松龙，其药理活性可增强4倍，水、盐代谢作用为原来80%；作用维持时间延长至12~36小时；泼尼松龙的化学结构基础上再C_6位点H原子被甲基取代，则变成甲泼尼龙（甲强龙），其对糖皮质激素受体亲和力明显增强；泼尼松龙的C_9位引入氟原子，同时C_{16}位点引入甲基，则转变为地塞米松，其抗炎作用可增加至氢化可的松30倍，水、盐代谢作用几乎消失，作用维持时间延长至36~54小时。具体如下（表3-6-1）。

表3-6-1　常用GCs药物对比

类别	药物	等效剂量/mg	对糖皮质激素受体的亲和力	水盐代谢（比值）	糖代谢（比值）	抗炎作用（比值）	血浆半衰期/min	作用持续时间/h
短效	氢化可的松	20.00	1.00	10	1.0	1.0	90	8~12
	可的松	25.00	0.01	0.8	0.8	0.8	30	8~12
中效	泼尼松	5.00	0.05	0.8	4.0	3.5	60	12~36
	泼尼松龙	5.00	2.20	0.8	4.0	4.0	200	12~36
	甲泼尼龙	4.00	11.90	0.5	5.0	5.0	180	12~36
	曲安西龙	4.00	1.90	0	5.0	5.0	>200	12~36
长效	地塞米松	0.75	7.10	0	20.0~30.0	30.0	100~300	36~54
	倍他米松	0.60	5.40	0	20.0~30.0	25.0~35.0	100~300	36~54

注：表中水盐代谢、糖代谢、抗炎作用的比值均以氢化可的松为1计；等效剂量以氢化可的松为标准计。

二、糖皮质激素作用及注意事项

GCs在体内具有重要的生理活性，内源性GCs参与细胞代谢、机体免疫调节、生长、发育等过程。GCs生理作用机制主要通过直接或间接参与基因调节作用产生。GCs与其受体结合形成复合物进入细胞核内参与DNA转录过程，通过与相应的DNA序列上GCs反应元件结合，激活相应的基因转录，并翻译成具有生理活性蛋白质，对体内糖、脂、蛋白质合成代谢产生调节作用，并参与病理、生理过程。

（一）主要生理作用

1.影响糖代谢　GCs是调节人体糖代谢的重要激素之一，GCs可通过增加肌糖原、肝糖原合成和糖异生，以及减少组织细胞对葡萄糖的摄取和利用，从而引起血糖升高。

2.影响蛋白质代谢　长期应用GCs可增加组织中蛋白质代谢分解速率，并抑制其合成，导致体内出现负氮平衡，导致肌肉萎缩，皮肤变薄。

3.影响脂质代谢　长期大剂量使用GCs可激活四肢皮下脂肪酶，引起体内脂肪再分布于面部及躯干，导致向心性肥胖。

4.影响水、盐代谢　部分GCs具有弱盐皮质激素，可引起水钠潴留。

（二）主要药理作用

1.抗炎作用　GCs药理剂量下可通过降低毛细血管通透性，减少炎症细胞聚集，阻断组胺、缓激肽等炎症介质产生和参与炎症反应，产生强大、迅速的非特异性抗炎作用。

2.免疫抑制作用　GCs可抑制巨噬细胞吞噬，直接损伤淋巴细胞，以及降低机体血液抗体浓度等方式实现免疫抑制作用。

3.抗毒素作用　GCs可提高机体对损伤以及毒素的耐受能力，且可作用于体温中枢，减少内热源释放，可快速降低感染性发热体温。

4.抗休克　GCs可通过加强心肌输血能力，改善微小血管循环，可缓解中毒、容量性休克的发生。

（三）注意事项

由于GCs具有上述抗炎、免疫抑制、抗毒素、抗休克等多种药理作用，具有起效快、治疗效果好等特点，因此，在临床上应用非常广泛，是目前临床应用最多的药物之一。但同时，糖皮质激素也存在多种不良反应，短期使用可能引起血脂、血糖、血压异常，电解质乱，胃肠道刺激引起呕心、呕吐，增加感染风险、白细胞计数增多、睡眠紊乱等不良反应。长期、大剂量不合理使用可引起股骨头坏死、消化道穿孔或大出血等严重后果，所以，合理应用GCs是降低不良反应发生率以及提高临床治疗效果的关键。应用时需要注意准确掌握GCs临床使用指征，并制订合理的治疗方案以及使用合适的剂型与剂量，同时做好药物不良反应监测与防治。

三、糖皮质激素用法及药代动力学

（一）糖皮质激素的主要给药途径及剂型特点

糖皮质激素主要给药途径分局部及全身给药。局部用药包括：皮肤外用涂抹，眼科局部用药，局部注射，吸入。全身用药包括：口服及注射给药。在用药原则上建议首选局部用药，以减少全身性不良反应；而对于需要全身用药患者应优先考虑口服给药。仅仅对于无法口服（昏迷、吞咽困难），伴有严重吸收功能障碍（严重呕吐、腹泻，胃肠道疾病伴肠道吸收功能障碍），病情严重且进展迅速者才考虑首选静脉途径给药。如急性肾上腺皮质功能减退症出现严重并发症的紧急处理，使用氢化可的松静脉滴注，无需肝脏代谢，可迅速起作用。

糖皮质激素一般不溶于水，为增加其水溶性，可通过化学途径合成水溶性钠盐以增加其水溶性，如磷酸钠盐（地塞米松磷酸钠注射液）或琥珀酸钠盐（注射用甲泼尼龙琥珀酸钠），并制备成溶液剂型或易溶于水的无菌粉剂型，此类剂型可用于静脉滴注或肌内注射，快速起效。混悬型注射液如醋酸地塞米松注射液、复方倍他米松注射液等，则是专门设计的缓释剂型，药物溶解度小，在体内可缓慢溶解、吸收，从而延长治疗时间。该剂型常为乳白色细颗粒状混悬液，不可静脉用药，否则可能引起毛细血管栓塞，常用于肌内、关节、腱鞘内、关节腔及关节周围软组织局部注射用药。具体如下（表3-6-2、表3-6-3）。

表3-6-2　糖皮质激素类药物注射剂种类

药品名称	酸根	性状	给药途径
氢化可的松（50%乙醇）		无色澄清溶液	静脉滴注
倍他米松磷酸钠	磷酸钠	无色澄清溶液	静脉给药、肌内注射

药品名称	酸根	性状	给药途径
地塞米松磷酸钠	磷酸钠	无色澄清溶液	静脉给药、肌内注射
氢化可的松琥珀酸钠	琥珀酸钠	白色无菌粉末	静脉给药、肌内注射
甲泼尼龙琥珀酸钠	琥珀酸钠	白色无菌粉末	静脉给药、肌内注射
醋酸可的松	醋酸酯	乳白色混悬液	肌内注射
醋酸氢化可的松	醋酸酯	乳白色混悬液	肌内注射
醋酸泼尼松龙	醋酸酯	乳白色混悬液	肌内注射、关节内注射
醋酸地塞米松	醋酸酯	乳白色混悬液	肌内注射、关节内注射

表3-6-3　糖皮质激素类药物注射剂使用特点

溶解性	剂型	给药途径		疗效特点	备注
		静脉滴注	肌内注射		
可溶于水	溶液	是*	是	起效迅速，药效强大，作用持续时间短暂	常做急救
	无菌粉末	是	是		
不溶于水	混悬液	否	是	吸收缓慢、起效缓慢、作用持续时间延长	缓释和长效作用

注：*氢化可的松注射液（含有50%乙醇）不可iv/im给药，需要缓慢静脉滴注。

（二）糖皮质激素注射剂存在一些其他问题需要注意

1.溶媒问题　氢化可的松注射液辅料中含有50%乙醇，直接静脉注射可引起疼痛感、严重者可能引起溶血发生，因此，使用前需要充分稀释，并且缓慢静脉滴注。

2.附加剂　如注射用甲泼尼龙、曲安奈德注射液均含有苯甲醇，该附加剂有抑菌、止痛等作用，但同时也有引起注射部位结硬块，引起溶血等风险，苯甲醇用于肌内注射时可引起臀肌痉挛，导致患者行走障碍，而当用于静脉给药时，可能引起致命的早产儿喘息综合征；因此，辅料含有苯甲醇的药品一般禁止儿童肌内注射，且禁用于早产儿及新生儿。

（三）糖皮质激素静脉给药药代动力学特点

1.吸收　GCs静脉给药方式不存在吸收过程，起效最快。

2.分布　随着GCs进入血液循环，内源性GCs如氢化可的松，大部分与血清中皮质类固醇结合球蛋白（CBG）相结合，仅小部分以游离形式存在，并发挥药理作用，其余大部分均以结合型储存起来，不具有生物活性；而合成GCs与CBG结合能力较低，因而游离型药物浓度增加，具有更强的药理作用。

3.代谢及排泄过程　GCs主要在肝脏进行代谢，如皮质素（可的松）通过$11-\beta$-羟基类固醇脱氢酶Ⅰ型同工酶（11β-HSD1）转化为具有生物活性皮质醇（氢化可的松）发挥生理作用；而外源性GCs主要代谢过程包括5α-还原酶将4，5位双键还原位；3α-羟类固醇脱氢酶（3α-HSD）将3位酮基还原为3α-OH等无活性代谢产物，大部分GCs代谢产物通过—OH与葡萄糖醛酸或硫酸结合，然后通过肾脏排泄，仅少部分由粪便排泄（表3-6-4）。

表3-6-4　GCs药动学特性

类别	药物	药动学特性			
		血浆半衰期/min	作用持续时间/h	代谢前活性	是否需要肝脏代谢活化
短效	氢化可的松	90	8~12	有活性	否
	可的松	30	8~12	无活性	是（肝功能损伤避免使用）
中效	泼尼松	60	12~36	无活性	是（肝功能损伤避免使用）
	泼尼松龙	200	12~36	有活性	否
	甲泼尼龙	180	12~36	有活性	否
长效	地塞米松	100~300	36~54	有活性	否
	倍他米松	180~300	36~54	有活性	否

四、审核要点

（一）糖皮质激素静脉用药适应证

GCs具有相对广泛的临床适应证，是目前临床使用量最多的药物之一，随着GCs频繁大量使用。药品不合理使用现象也有所增加，长期、大剂量不合理使用可引起股骨头坏死、消化道穿孔或大出血等严重后果。尤其GCs注射剂静脉给药方式，具有起效迅速、给药剂量大、不良反应较大等特点，且属于有创性给药途径，较口服、肌内注射等全身给药方式安全性低，应遵循"能口服不肌注，能肌注不输液"的合理用药原则。GCs静脉给药必须严格掌握治疗的适应证，主要用于急、危、重疾病的治疗。如急性或暴发性感染引起心、脑、肺部等重要器官严重感染，系统性红斑狼疮等自身免疫性疾病急性期、肾上腺危象、过敏性休克、严重急性创伤性疾病引起休克等。

（二）糖皮质激素用法用量

需要根据治疗目的进行给药途径、剂型和用法用量的选择。静脉用药适合危急重症患者，应选择短期应用冲击剂量或大剂量治疗，如静脉滴注泼尼松冲击剂量为 $500 \sim 1000mg/d$，一般治疗疗程不超过5天。然后根据临床治疗情况，选择迅速撤药或按每天 $1 \sim 4mg/kg$ 的剂量逐渐减量然后停药，一般在 $5 \sim 7$ 天完成。静脉滴注泼尼松大剂量为每天 $1 \sim 4mg/kg$，常用于冲击剂量减量的过渡，或用于危急重症患者合并感染等相对禁忌证时使用的妥协方案。

冲击治疗期间注意事项如下。

（1）可能诱发致死性感染，常见致病菌较复杂，包含细菌（金黄色葡萄球菌为主）、真菌、病毒感染以及结核灶扩散。因此，一旦GCs冲击治疗期间有感染相关证据应及时使用抗菌药物治疗。

（2）可能诱发消化性溃疡、出血的发生，建议增加抑酸类药物或胃黏膜保护剂。

（3）大剂量激素可引起血糖、血压波动、电解质失衡、肝肾功能异常等，应注意监测相应指标，及时处理相关情况。

（4）撤退后需要留意是否出现停药反应，如低血压、发热、呕吐等现象，若出现需要按照逐渐减量原则停药。

（三）疗程

GCs静脉使用冲击剂量治疗方案一般不超过5天，然后根据患者情况，选择迅速撤药或逐渐减量然后停药；对使用大剂量治疗方案一般疗程为 $5 \sim 7$ 天，可直接停药，若疗程 > 7 天则应逐渐减量再停药。

（四）相互作用

GCs与多种药物存在相互作用，根据作用方式，主要分药效学与药动学相互作用。

1. 药动学作用 GCs主要通过CYP3A4酶进行代谢，同时也是该酶诱导剂，因此与同样经过该酶代谢的药物合用会产生相互作用。如联用CYP3A4

诱导剂：卡马西平、巴比妥类药物、苯妥英、利福平等可提高 GCs 的代谢速率，降低血药浓度；相反，若联用克拉霉素、红霉素、唑类抗真菌药物、环孢素、维拉帕米等 CYP3A4 抑制剂可减慢 GCs 代谢速率，提高其血药浓度。另外与口服避孕药联用，后者可刺激肝脏合成 CBG，CBG 增加可与更多 GCs 结合，以升高其血药浓度。

2. 药效学作用　由于 GCs 药理作用广泛，存在较多不良反应。因此，临床应用时需要综合考虑，尽量避免与具有相似不良反应药物联合使用，若无法避免，则应做好药物不良反应监测，及时处理问题。如减少胃肠道刺激，应避免联合使用 NSAIDs 类药物；减少感染风险，应避免联合免疫抑制剂和疫苗；减少电解质紊乱及高血糖风险，避免联用噻嗪类利尿药；减少出现精神症状风险，应避免联合使用三环类抗抑郁药；另外，氢化可的松注射液辅料中含有 50% 乙醇，不宜与头孢类药物联用，以避免发生双硫仑样反应。

（五）配伍禁忌

GCs 注射液与多种药物注射液混合使用时可发生物理或化学作用等配伍禁忌，引起注射液出现浑浊、变色、沉淀，导致药物含量降低，杂质增加。如地塞米松含有烯键具有还原性，头孢呋辛含有酰氨基和亚氨基，具有氧化性，配伍可发生还原反应，导致溶液变色、浑浊、沉淀；地塞米松、甲泼尼龙等 GCs 注射液呈碱性，与弱酸性药物配伍可发生中和反应，或因 pH 改变而使药物溶解度变小，出现沉淀。因此，GCs 注射液尽量采用单独配制并输注。避免配伍或使用 Y 型管输注，更换具有配伍禁忌药物时建议使用先后进行冲管处理，GCs 溶媒选择需要符合说明书要求。

（六）超药品说明书用量

GCs 在临床应用中，说明书更新速度远低于临床诊疗指南，导致部分新的适应证和用法用量，可能会超出说明书规定范围。例如：地塞米松体内植入剂用于非感染性后葡萄膜炎的治疗；地塞米松磷酸钠注射液用于妊娠 < 35 周且一周内可能分娩妊娠期妇女，用于促胎儿肺成熟等。对于合理的情况，应及时通过医疗机构药事管理与药物治疗学委员会，制订适合本院使用的 GCs 超说明书备案，在备案批准后使用。

（七）糖皮质激素安全性监护

GCs长期使用，可引起全身多系统不良反应，如皮肤软组织系统：出现皮肤变薄，痤疮、类库欣综合征。眼部：增加白内障、青光眼发生风险。消化系统：诱发或加剧消化道溃疡、出血。心血管系统：水钠潴留、高血压、血栓形成。骨骼系统：骨质疏松、肌无力、萎缩。内分泌系统：引发糖、脂代谢紊乱，抑制HPA轴。免疫系统：抑制固有或获得性免疫，感染风险增加等等。因此，临床使用应在保证治疗效果前提下使用最小剂量和最短疗程，同时用药期间需要对不良反应进行监测，特别是存在基础疾病或特殊人群使用，需要特别谨慎，定期评估用药需求，出现不良反应及时处理。

五、案例分析

（一）无适应证用药

案例

【处方描述】

患者信息

性别：女　　年龄：44岁

临床诊断：肺炎（细菌感染）伴有发热

处方：

0.9%氯化钠注射液	100ml	ivgtt	st
地塞米松磷酸钠注射液	10mg	ivgtt	st
0.9%氯化钠注射液	100ml	ivgtt	bid
注射用头孢呋辛钠	1.5 g	ivgtt	bid
氨溴索分散片	30mg	po	tid

【处方问题】

无适应证用药。

【处方分析】

地塞米松磷酸钠注射液虽然具有退热作用，但也存在许多不良反应，如引起消化道不适，引起血糖、血压升高，诱发感染加重等，所以退热不属于地塞米松注射液适应证范围，主要用于过敏性与自身免疫性炎症性疾病，如类风湿关节炎、红斑狼疮，发挥抗炎作用，另外，患者存在细菌感染，使用糖皮质激素可能使感染加重，因此不宜选用。

【干预建议】

改用NSAIDs类药物如布洛芬混悬液或对乙酰氨基酚口服溶液作为退热剂。

（二）溶媒用量不足

案例

【处方描述】

患者信息

性别：女　　年龄：44岁

临床诊断：急性过敏性皮炎

处方：

0.9%氯化钠注射液	250ml	ivgtt	st
氢化可的松注射液（10mg：2ml）	100mg	ivgt	st

【处方问题】

溶媒用量不足。

【处方分析】

氢化可的松注射液辅料中含有50%乙醇，直接静脉注射或静脉滴注溶液浓度过高可引起疼痛感，严重者可能发生溶血，因此，使用前需要充分稀释25倍体积后缓慢滴注。

【干预建议】

应使用不少于500ml的0.9%氯化钠注射液。

（三）给药途径不适宜

案例

【处方描述】

患者信息

性别：男　　年龄：3岁

临床诊断：支气管炎

处方：

吸入用复方异丙托溴铵溶液	1ml	雾化吸入	bid

地塞米松磷酸钠注射液	6mg	雾化吸入	bid

【处方问题】

给药途径不适宜。

【处方分析】

地塞米松磷酸钠注射液用于雾化产生颗粒直径在10μm左右，达不到直径3~5μm的有效颗粒，药物只能沉积在大气道，难以通过细支气管到达炎症区域发挥作用，且该药水溶性高，雾化后容易通过气管黏膜吸收入血，局部浓度低。另外，地塞米松为长效品种，对HPA轴抑制作用强而持久，所以不适合作为雾化品种使用。《糖皮质激素雾化吸入疗法在儿科应用的专家共识（2018年修订版）》指出目前主要适用于儿童雾化吸入ICS品种有布地奈德、二倍酸倍氯米松，及丙酸氟替卡松三种，其中布地奈德安全性更高，是目前唯一批准用于4岁内儿童的雾化ICS品种。

【干预建议】

地塞米松磷酸钠注射液改为吸入用布地奈德混悬液。

（四）溶媒选择不当

案例

【处方描述】

患者信息

性别：男　　年龄：34岁

临床诊断：荨麻疹

处方：

地塞米松磷酸钠注射液	10mg	ivgtt	st
0.9%氯化钠注射液	100ml	ivgtt	st

【处方问题】

溶媒选择不当。

【处方分析】

地塞米松注射液说明书明确：用于静脉滴注时，应使用5%葡萄糖注射液稀释。机制可能与氯化钠注射液可加重地塞米松引起的水钠潴留作用有关，且有研究发现地塞米松在5%葡萄糖注射液中稳定性高于0.9%氯化钠注射液，因此，对于一般患者建议按照说明书要求，首选5%葡萄糖注射液作为溶媒。

【干预建议】

改用5%葡萄糖注射液作为溶媒。

（五）剂型选择不适宜

案例

【处方描述】

患者信息

性别：男　　年龄：64岁

临床诊断：双膝类风湿关节炎

处方：

1%利多卡因注射液	1ml	关节腔注射	st
地塞米松磷酸钠注射液（10mg∶1ml）	1ml	关节腔注射	st
0.9%氯化钠注射液	1ml	关节腔注射	st
塞来昔布胶囊	200mg	po	bid

【处方问题】

剂型选择不适宜。

【处方分析】

地塞米松磷酸钠注射液为溶液剂，水溶性高，注射液后容易吸收入血液，降低局部药物浓度，治疗时间短，不适合类风湿关节炎等慢性炎症的长期治疗，应选用脂溶性更高的长效缓释剂地塞米松棕榈酸酯注射液。

【干预建议】

建议调整地塞米松磷酸钠注射液为地塞米松棕榈酸酯注射液8mg。

（六）药物相互作用

案例

【处方描述】

患者信息

性别：男　　年龄：48岁

临床诊断：腰椎间盘突出症、急性骨髓炎

处方：

氟比洛芬酯注射液	100mg	ivgtt	q12h
0.9%氯化钠注射液	100ml	ivgtt	q12h
地塞米松磷酸钠注射液	10mg	ivgtt	qd
0.9%氯化钠注射液	100ml	ivgtt	qd
左氧氟沙星注射液	0.5g	ivgtt	qd
乙哌立松片	50mg	po	tid
甲钴胺片	0.5mg	po	tid

【处方问题】

不良药物相互作用、用法不适宜。

【处方分析】

药物相互作用：地塞米松与左氧氟沙星不宜联合使用。二者合用可增加不良反应发生率，且急性骨髓炎常见金黄色葡萄球菌引起感染，经验性用药建议首选青霉素或第一代头孢菌素治疗如阿莫西林或头孢唑林；NSAIDs与糖皮质激素均对胃肠道有损伤作用，两者合用，损伤更大，应予以胃黏膜保护剂或抑酸剂保护胃肠道。

【干预建议】

建议停用左氧氟沙星注射液改用注射用头孢唑林1g，ivgtt，q8h；增加奥美拉唑肠溶片20mg，po，qd。

（七）用法用量不适宜

案例 ❶

【处方描述】

患者信息

性别：男　　年龄：74岁

临床诊断：新型冠状病毒感染性肺炎（重症），Ⅰ型呼吸衰竭

处方：

注射用头孢曲松	2g	ivgtt	qd
0.9%氯化钠注射液	100ml	ivgtt	qd

氨溴索注射液	30mg	ivgtt	bid
0.9%氯化钠注射液	100ml	ivgtt	bid
阿兹夫定片	5mg	po	qd
注射用甲泼尼龙	100mg	ivgtt	qd
0.9%氯化钠注射液	100ml	ivgtt	qd

【处方问题】

用法用量不适宜、无适应证用药。

【处方分析】

①用法用量不合适：《糖皮质激素类药物临床应用指导原则》2023版指出：对于新型冠状病毒感染性肺炎重症者，推荐使用全身性糖皮质激素，同时为了尽量减少激素使用带来的不良反应，建议短时间使用，剂量不宜过大，如地塞米松5 mg/d或甲泼尼龙40mg/d，疗程一般不超过10天。②无适应证用药：患者因新型冠状病毒感染入院，目前感染指标并无明显升高，无合并细菌感染迹象，不应使用抗菌药物治疗。

【干预建议】

停用头孢曲松；调整注射用甲泼尼龙剂量为40mg，ivgtt，Qd。

案例 ❷

【处方描述】

患者信息

性别：女　　年龄：32岁　　体重：60kg

血常规：血小板<50×10^9/L

临床诊断：重度子痫，HELLP综合征，孕32周

处方：

硫酸镁注射液	2.5g	1g/h静脉泵注
25%葡萄糖注射液	20ml	1g/h静脉泵注
地塞米松磷酸钠注射液	10mg	ivgtt	bid
20%甘露醇注射液	125ml	ivgtt	bid
拉贝洛尔注射液	100	60mg/h静脉泵注
5%葡萄糖注射液	250	60mg/h静脉泵注

【处方问题】

配伍禁忌、用法用量不适宜。

【处方分析】

①配伍禁忌：20%甘露醇注射液为过饱和溶液，容易析出晶体，不宜将地塞米松磷酸钠注射液加入其中，应分开滴注。②用法用量不适宜：患者重度子痫，HELLP综合征且血小板<50×10^9/L，可酌情考虑使用GCs治疗，另外患者孕32周，地塞米松短期应用可同时促进胎儿肺成熟，但地塞米松为长效激素，作用时间长，不宜一天两次给药。

【干预建议】

20%甘露醇注射液单独输注；地塞米松磷酸钠注射液用药频次改为每天一次。

（八）药品选择不适宜

案例 1

【处方描述】

患者信息

性别：女　　年龄：70岁

临床诊断： 胆囊癌，Ⅳ期，重症药疹，肝功能受损

处方：

西咪替丁注射液	40mg	ivgtt	q12h
0.9%氯化钠注射液	100ml	ivgtt	q12h
注射用头孢呋辛	1.5g	ivgtt	q12h
0.9%氯化钠注射液	100ml	ivgtt	q12h
泼尼松片	60mg	po	qd
复方甘草酸苷片	2片	po	tid
氯雷他定片	10mg	po	qd
外用炉甘石洗剂	/	外用	tid

【处方问题】

药品选择不适宜、无适应证用药、联合用药不适宜。

【处方分析】

①患者为老年女性重症药疹，糖皮质激素属于治疗一线药物，但该患者同时患有胆囊癌，入院生化检查提示：肝功能异常，转氨酶及总胆红素升高，不宜选用泼尼松治疗，该药物需要经过肝脏活化起效，对于肝功能较差患者使用可加重肝脏损伤且，疗效下降。②患者无发热、感染指标无明显升高，不建议常规使用抗菌药物预防感染。③西咪替丁为强效CYP3A4抑制剂，泼尼松主要经CYP3A4代谢，二者联用存在药物相互作用。

【干预建议】

停用泼尼松片改用甲泼尼龙琥珀酸钠40mg，ivgtt，qd，使用时间超过7天需逐渐减量后停药；停用头孢呋辛，定期监测皮疹及感染指标变化；停用西咪替丁注射液，改用奥美拉唑肠溶片20mg，po，qd预防胃损伤。

案例 ❷

【处方描述】

患者信息

性别：女　　年龄：60岁

临床诊断： 急性原发性肾上腺皮质减退症、肾上腺危象

处方：

药品	剂量	途径	用法
奥美拉唑肠溶片	20mg	po	qd（7天）
甲泼尼龙琥珀酸钠注射液	40mg	iv	qd（7天）
0.9%氯化钠注射液	500ml	ivgtt	bid（7天）
泼尼松片	10mg	po	qd（带出院）

【处方问题】

药品选择不适宜、用法用量不适宜。

【处方分析】

①患者急性原发性肾上腺皮质减退症引起肾上腺危象，治疗应首选内源性GCs，如氢化可的松注射液，后续口服替代治疗方案也应继续使用氢化可的松片治疗。②GCs静脉给药7天后，患者病情好转，应先进行GCs减量过程，否则容易引起低血压、发热、呕吐等撤药反应。③GCs用于肾上腺皮质减退症的替代治疗方案，宜尽量模拟人体内源性激素分泌规律，采用清晨服2/3，

午餐后服 1/3。

【干预建议】

①首选氢化可的松注射液 100mg，iv，首日予以 10mg/h 静脉泵注治疗，次日改用氢化可的松注射液 100mg，ivgtt，qd。②7 天后患者病情稳定好转后逐渐减量，在 2~3 天减至氢化可的松片口服剂量 30mg/d。③出院带药改用氢化可的松片 20mg，qd（8:00）+10mg，qd（16:00）。

第七节　血液制品

一、血液制品概念及血浆蛋白分类

血液制品是生物制品的一类，想明白血液制品的概念，首先要清楚人体血液成分，血液主要成分包括血浆和血细胞，血细胞又包含红细胞、白细胞、血小板等成分。血液制品就是以健康人的血浆为原料，经过分离、纯化或经重组 DNA 技术制备的各种血浆蛋白制品。所以掌握体内血浆蛋白种类与作用，是合理应用血液制品的基础，以下对血浆蛋白进行分类介绍。

（一）白蛋白及相关转输蛋白

白蛋白是体内最主要的转输蛋白，它是由单条肽链经过折叠、盘旋形成的类似球状分子，其分子量为 66kDa，在血浆中每毫升含量达 3500~5500 毫克，是血液中含量最高的蛋白质，约占总蛋白量 60%。在血浆中可形成较大渗透压。白蛋白主要在肝脏合成，半衰期约 3 周。其他转输蛋白还包括前蛋白、转铁蛋白、铜蓝蛋白等多种蛋白，是血液中转运体内营养物质、代谢产物、激素、金属离子以及各种药物的血浆转输蛋白。

（二）免疫球蛋白

免疫球蛋白分子单体，主要由两条多肽链通过二硫键连接，形成具有"Y"型结构蛋白质，内包含 450~550 个氨基酸残基。根据其氨基酸排列顺序不同，可将免疫球蛋白分为 IgG、IgA、IgD、IgE 和 IgM 五种类型。此类蛋白可通过与相应抗原产生特异性结合，发挥体液免疫作用，同时与细胞免疫共同构成了机体特异性免疫防御体系。

（三）凝血因子

凝血是一个复杂的生化过程，凝血因子是参与并维持人体正常凝血功能的重要蛋白质。参与凝血过程的凝血因子共13种，人们根据发现顺序，分别以罗马数字命名。

（四）蛋白酶抑制物（微量蛋白类）

蛋白酶抑制物作用广泛，可参与凝血系统、补体系统、纤维蛋白溶解系统等多系统的生物调节，起到维持内环境稳定作用。

血浆蛋白分类总结如下（表3-7-1）。

表3-7-1 血浆蛋白分类

种类	主要药物	分子量/kDa	半衰期	特点或功能
白蛋白及相关转输蛋白	白蛋白	66	20天	主要转输蛋白
	前白蛋白	55	12小时	转输甲状腺素及维生素A
	转铁蛋白	76.5	8~11天	转输铁
	铜蓝蛋白	132	4~5天	转输铜
免疫球蛋白	IgA	160	6天	
	IgD	184	3天	
	IgG	150	23天	二次免疫应答
	IgE	190	2.5天	介导 I 型超敏反应、抗寄生虫
	IgM	950	10天	初次免疫应答
凝血因子	I	340	90小时	形成纤维蛋白，产生凝血作用
	II	72	60小时	维生素K依赖性凝血因子
	III	45		组织因子，不存在血浆中，广泛分布在人体组织
	V	330	12小时	易变因子，凝血因子中稳定性最差
	VII	50	6~8小时	维生素K依赖性凝血因子
	VIII	330	0.5~1天	与甲型血友病相关
	IX	56	1~2天	与乙型血友病相关
	X	59	2~3天	维生素K依赖性凝血因子
	XI	160	2~3天	
	XII	80	2天	丝氨酸蛋白酶原
	XIII	320	3~5天	稳定纤维蛋白凝块
	PK	85	35小时	单链糖蛋白
	HMWK	120	144小时	多功能蛋白

种类	主要药物	分子量/kDa	半衰期	特点或功能
蛋白酶抑制物	α_1-抗胰蛋白酶	52	5.6天	最主要的蛋白酶抑制剂，广谱蛋白酶抑制剂
	C1酯酶抑制剂	140		
	抗凝血酶Ⅲ	55~61		抑制凝血酶生成

二、各种静脉用血液制品制剂概述

目前人类已发现血浆中蛋白质品种数量超过200种，而成功分离提纯并应用于临床制品大概有20余种。它们主要包括人血白蛋白、人凝血酶及凝血因子、人免疫球蛋白等制剂三大类，以及不属于以上类型的微量蛋白类，如血浆蛋白酶抑制剂。其中国内使用量最高的是白蛋白类药物，占总药品数量50%以上，且种类众多，用途广泛，是目前最重要的血液制品之一，以下进行分类介绍。

（一）白蛋白类药物

白蛋白类药物在国内主要品种为人血白蛋白。白蛋白是含量最多的血浆蛋白，对维持血液渗透压平衡及运输物质至关重要。人血白蛋白注射液性质稳定，溶液黏度低，且渗透压大，对扩充血容量效果好，主要采用静脉滴注给药方式，其主要临床用途包括：用于失血等原因引起的血容量不足，且经晶体扩容效果不好，尤其适用于存在低蛋白血症患者；脑水肿引起颅压升高；肝脏、肾脏疾病引起下肢水肿或腹水；低蛋白血症（低于30g/L）等情况。

（二）免疫球蛋白类药物

免疫球蛋白类血液制品主要包括四大类。

1. **乙肝人免疫球蛋白**　主要用于预防乙型肝炎传染，尤其在阻断母婴传播方面效果很好；目前市场上有肌内注射（乙肝人免疫球蛋白注射液）和静脉注射（静注乙肝人免疫球蛋白）两种剂型。肌内注射剂型，不可用于静脉注射，临床上常用于HBsAg阳性女性所生新生儿，与HBV携带者或乙肝患者有密切接触者，或意外感染者。静脉注射剂型一般用于预防接受肝移植的乙肝患者再次感染乙肝病毒，常与拉米夫定联合应用。

2. **人免疫球蛋白**　该药品同样有肌内注射型（人免疫球蛋白）和静脉注射型（静注人免疫球蛋白）两种剂型，两种剂型给药方式不可互混。肌内注射剂型主要用于预防传染性肝炎及麻疹；静脉注射剂型则用于治疗原发或继发性免疫球蛋白缺乏以及自身免疫性疾病。

3．人破伤风免疫球蛋白 主要用于破伤风预防和治疗，对破伤风抗毒素过敏者尤其使用。该剂型仅用于肌内注射，不能用作静脉注射。

4．狂犬病人免疫球蛋白 用于被携带狂犬病毒的犬或其他动物咬、抓伤严重者预防狂犬病发病，一般配合狂犬病疫苗联合使用，以提高预防作用。该药品剂型仅用于肌内注射，禁止静脉用药。

（三）凝血因子类

1．人凝血酶原复合物 其成分主要包括：凝血因Ⅱ、Ⅶ、Ⅸ、Ⅹ，四种维生素K依赖性凝血因子，临床主要用于治疗上述凝血因子单独或联合缺乏引起疾病的治疗，如缺乏凝血因子Ⅸ引起的乙型血友病；围手术期用于预防和治疗出血；用于维生素K缺乏性凝血功能障碍（包括华法林过量、严重肝病、肠道吸收功能障碍、新生儿出血等情况），该剂型主要供静脉使用。

2．人纤维蛋白原 即人凝血因子Ⅰ，属于研发时间较早的凝血因子类药物，目前主要用于治疗先天性或获得性纤维蛋白原缺乏或减少症，以及因严重肝损伤、肝病、外伤、产科大手术、DIC等原因引起的纤维蛋白原缺乏导致出血的治疗。该药品剂型仅用于静脉使用。

3．人凝血因子Ⅷ 甲型血友病患者体内凝血因子Ⅷ先天性缺乏，而人凝血因子Ⅷ可以纠正因其缺乏引起的凝血功能障碍。该药品主要用于甲型血友病患者出血的预防和控制，以及此类患者手术出血的预防。该药品剂型仅用于静脉使用（表3-7-2）。

表3-7-2 出血时凝血因子Ⅷ的使用量

出血部位	出血量 FⅧ水平/%	所需Ⅷ剂量 （U/kg）	输注时间 间隔/h	输注持续 时间/d
关节出血	30～50	≈25	12	1～2
浅层肌肉出血	30～50	≈25	12	1～2
胃肠道出血	＞60	＞30	12	7～10
鼻出血	30～50	≈25	12	出血停止
口腔黏膜出血	30～50	≈25	12	出血停止
血尿	30～50	15～25	12	出血停止
中枢神经出血	100	50	12	7～10（或痊愈）

续表

出血部位	出血量 FⅧ水平/%	所需Ⅷ剂量 （U/kg）	输注时间 间隔/h	输注持续 时间/d
喉部出血	100	50	12	7~10（或痊愈）
腹膜后出血	100	50	12	7~10（或痊愈）

注：数据来源于血液制品临床应用指导原则。

不同类别血液制品配制如下（表3-7-3）。

表3-7-3　不同类别血液制品配制

药品种类	药品名称	给药途径	溶媒	配制后保存	注意事项
白蛋白类	人血白蛋白	静脉滴注	可用0.9%氯化钠注射液或5%葡萄糖注射液适当稀释		滴注速度每分钟不超过2ml为宜
免疫球蛋白类	乙肝人免疫球蛋白	肌内注射			静滴前15分钟滴速1ml/min，15分钟后最高不超过3ml/min
	静注乙肝人免疫球蛋白	静脉滴注	一般不需稀释		
	人免疫球蛋白	肌内注射	静滴可用5%葡萄糖注射液适当稀释	开启后尽快使用	静滴前15分钟滴速1ml/min，15分钟后最高不超过3ml/min
	静注用人免疫球蛋白	静脉滴注			
	人破伤风免疫球蛋白	臀部肌内注射			
	狂犬病人免疫球蛋白	肌内注射			伤口周围浸润注射为主，与配合狂犬病疫苗联合使用
凝血因子类	人凝血酶原复合物	静脉滴注	使用预温的溶解液溶解（10ml），再用0.9%氯化钠注射液或5%葡萄糖注射液稀释至50~100ml使用	溶解后不宜久置	应采用带有过滤网的输液器进行静脉滴注
	人凝血因子Ⅷ	静脉注射	使用预装稀释液溶解后静脉注射	复溶药品可室温存放，3小时内使用	
	人纤维蛋白原	静脉滴注	使用预温的灭菌注射用水溶解（25ml）后使用	溶解后尽快使用	应采用带有过滤网的输液器进行静脉滴注，滴速控制在60滴/分

上表看出除人破伤风免疫球蛋白及狂犬病人免疫球蛋白等少数品种外，大部分血液制品均有静脉用药剂型可供选择。部分血液制品同时存在肌内注射与静脉用药剂型，同品种不同剂型一般具有不同临床适应证，不同药品规格、辅料成分、给药途径不能混淆。

另外，凝血因子除了全身给药剂型外，还有局部使用剂型，如人凝血酶，主要用于创面或手术切口的局部止血，该药品严禁经大血管注射给药，否则可引起广泛血管内凝血等严重性不良反应发生。

（四）临床应用及注意事项

血液制品可用于多种疾病的治疗，临床应用非常广泛，但血液制品资源比较稀缺，市场需求量大，普遍存在血液制品供不应求现象。容易引起价格升高，流通与交易途径欠规范管理，且人血来源制品，存在一定疾病传播风险，而不当使用血液制品可引起严重不良反应，包括：急性溶血反应，过敏性休克等。

三、审核要点

（一）血液制品静脉用药适应证

血液制品属于生物药品，其制备工艺复杂，价格较贵，供应紧张，且人血来源制品存在一定疾病传播风险，静脉用药风险更大。一般仅限于有威胁生命的严重疾病且其他药品无法替代的患者使用。需要严格把握适应证，尽量减少或避免血液药品的输注，同时尽可能选择血液制品的替代药品。

（二）给药途径

血液制品主要剂型为冻干粉和注射剂，需要注射给药，其主要给药方式有肌内注射、静脉注射以及静脉滴注。每种剂型均有特定要求的给药方式，临床应用调配前，需要仔细阅读药品说明书（表3-7-4）。

表3-7-4　常用血液制品给药途径与剂型

药物	剂型	给药途径
人血白蛋白	注射液、冻干粉针	静脉推注、静脉滴注
人免疫球蛋白	注射液、冻干粉针	肌内注射，不得静脉注射
静注人免疫球蛋白	注射液、冻干粉针	静脉滴注
人凝血因子Ⅷ	冻干粉针	静脉输注

续表

药物	剂型	给药途径
重组人凝血因子Ⅷ	冻干粉针	静脉输注
人纤维蛋白原	冻干粉针	静脉输注
人凝血酶原复合物	冻干粉针	静脉滴注，不得用于静脉外的注射途径

（三）血液制品的安全监护

血液制品的原料来自人血浆，合格的药品虽然经过严格的分离、纯化等制药工艺技术处理，以及严格检测，但仍然难以保证绝对安全，特别是静脉输液途径给药，传播疾病的风险相对更高。因此，在输液过程中，需要严密观察患者的反应，做好不良反应处理方案。当患者出现不良反应时需要立即停止输注，根据情况，予以对症治疗，若发生严重不良反应，如过敏性休克，除积极抢救外，还需要提供必要生命支持。

（四）超药品说明书用量

血液制品品种较多，用途广泛，说明书更新速度低于临床诊疗指南，导致部分新的适应证和用法用量，可能会超出说明书规定范围。例如：静脉注射用人免疫球蛋白用于治疗慢性炎性脱髓鞘性多发性神经根神经病。对于合理的情况，应及时通过医疗机构药事管理与药物治疗学委员会，制订适合本院使用的血液制品超说明书备案，在备案批准后使用。

（五）国家医保管理

我国医保药品遴选主要依据：临床必须、质量可靠、疗效确切、保障供应以及价格便宜等特点，据此决定是否纳入医保目录。目前对于血液制品医保报销管理比较严格，2022版《国家基本医疗保险、工作保险和生育保险药品目录》中对血液制品主要为乙类药品，且对适应证有着严格的限制，如人血白蛋白属于乙类药品，适应证仅限于重症、抢救或因肝硬化、癌症引起胸腹水且白蛋白低于30g/L的患者使用才可纳入医保支付范畴（表3-7-5）。

表3-7-5　血液制品医保药品分类

药品	剂型/给药途径	甲类	乙类	适应证
人血白蛋白	注射剂		√	限抢救、重症或因肝硬化、癌症引起胸腹水的患者，且白蛋白低于30g/L

续表

药品	剂型/给药途径	甲类	乙类	适应证
乙肝人免疫球蛋白	注射剂	未见收录		
人免疫球蛋白	注射剂		√	限麻疹和传染性肝炎接触者的预防治疗
静注用人免疫球蛋白	注射剂		√	限新生儿败血症；原发免疫球蛋白缺乏症；重型原发免疫性血小板减少症；全身型重症肌无力；川崎病等疾病使用；
人破伤风免疫球蛋白	注射剂		√	
狂犬病人免疫球蛋白	注射剂		√	
人凝血酶原复合物	注射剂		√	限肝病引起的出血和手术大出血；乙型血友病以及血友病患者（伴有凝血因子Ⅷ抑制物）
人凝血因子Ⅷ	注射剂	√		
重组人凝血因子Ⅷ	注射剂		√	限于甲型血友病的儿童患者，以及甲型血友病成人出血时使用
人纤维蛋白原	注射剂		√	限低纤维蛋白原血症致活动性出血

四、案例分析

案例 ❶

【处方描述】

患者信息

性别：男　　年龄：45岁

体重：65kg。患者2小时前意外被玻璃划伤右臂，受伤口急诊就医，目前伤口已止血。

临床诊断：预防破伤风

处方：

人破伤风免疫球蛋白　　　　500IU　　　臀部肌内注射　　　st

【处方问题】

药品选择不适宜。

【处方分析】

患者中年男性，因开放性外伤有感染破伤风风险，对于非破伤风抗毒素（TAT）过敏或伤口感染24小时以上者，建议首选TAT进行预防，不宜首选人破伤风免疫球蛋白。

【干预建议】

建议改用破伤风抗毒素1500IU肌内注射。

案例 ❷

【处方描述】

患者信息

性别：女　　年龄：44岁

症状：患者1年前双臂及大腿内侧皮肤开始出现小红点，伴小块状瘀斑，无皮肤、黏膜出血，查血小板计数$89×10^9/L$，PAIgG升高。

临床诊断：慢性免疫性血小板减少症

处方：

静注人免疫球蛋白	10g	ivgtt	qd

【处方问题】

无适应证用药。

【处方分析】

原发免疫性血小板减少症（ITP）按病情进展速度及严重性可分急性和慢性，急性ITP起病急、进展快，短时间内出现血小板显著降低，可引起严重出血甚至危及生命；慢性ITP则与急性相反，病情进展缓慢，无急性大出血风险，静注人免疫球蛋白主要用于治疗原发或继发性免疫球蛋白缺乏以及自身免疫性疾病急性发作，病情严重者，不适用于慢性免疫性血小板减少症。

【干预建议】

停用人免疫球蛋白。

案例 ❸

【处方描述】

患者信息

性别：女　　年龄：74岁

　　症状：患者诉近期体重减轻，食欲减退，伴营养不良，血白蛋白浓度25g/L。

　　临床诊断：低蛋白血症

　　处方：

| 人血白蛋白（10g：50ml） | 10g | ivgtt（约3ml/min） | qd |

　　【处方问题】

　　用法不适宜。

　　【处方分析】

　　人血白蛋白用于静脉滴注时，一般建议使用5%葡萄糖注射液或0.9%氯化钠注射液稀释1~2倍后，再缓慢滴注（尤其前15分钟，不宜超过2ml/min），否则滴注速率过快，容易引起大量体液进入体循环，导致心脏容量负荷过大，该患者为老年人，尤其容易发生。该患者人血白蛋白滴注前未稀释，且静脉滴注速度为3ml/min，滴速过快。

　　【干预建议】

　　建议调整处方：人血白蛋白10g/50ml+0.9%氯化钠注射液50ml 缓慢滴注，且用药前15分钟，需观察患者状况是否正常。

案例 ❹

　　【处方描述】

　　患者信息

　　性别：女　　**年龄**：22岁

　　体重：50kg。患者自诉经常咳嗽、腹泻、腹胀及皮肤瘙痒。

　　临床诊断：原发性免疫球蛋白缺乏症

　　处方：

| 静注人免疫球蛋白 | 10g | ivgtt | qw |
| 0.9%氯化钠注射液 | 200ml | ivgtt | qw |

　　【处方问题】

　　配伍不适宜。

【处方分析】

静注人免疫球蛋白溶液加入中性盐，如氯化钠等强电解质，可降低药物稳定性，发生盐析作用。氯化钠可破坏免疫球蛋白颗粒表面的水膜，以及中和蛋白颗粒表面电荷，引起蛋白质聚集并沉淀。因此临床上建议使用5%葡萄糖注射液稀释以及冲管。

【干预建议】

建议溶媒改用5%葡萄糖注射液。

案例 ⑤

【处方描述】

患者信息

性别：男　　年龄：44岁

症状：患者自诉与肝炎患者存在密切接触史。

临床诊断：预防传染性肝炎

处方：

人免疫球蛋白	300mg	iv	st

【处方问题】

用药途径不适宜。

【处方分析】

人免疫球蛋白，有供肌内注射用的剂型（人免疫球蛋白）以及专供静脉注射用剂型（静注人免疫球蛋白），两种剂型之间制备工艺不同，静脉注射用人免疫球蛋白纯度要求达98%以上；而人免疫球蛋白纯度要求90%以上，只限于肌内注射，不得用于静脉输注。

【干预建议】

改用肌内注射。

案例 ⑥

【处方描述】

患者信息

性别：男　　年龄：48岁

症状：患者双下肢凹陷性浮肿，血浆白蛋白25g/L。

临床诊断：肾功能不全、肾性水肿

处方：

人血白蛋白	20g	ivgtt	qd
氢氯噻嗪片	25mg	po	tid

【处方问题】

用法用量不适宜。

【处方分析】

注射适量的白蛋白，可维持体循环正常渗透压，有助于消除低蛋白引起的水肿。但过量注射后，则可引起大量液体进入体循环，增加心脏负荷以及肾损伤。因此，对于肾病引起的白蛋白缺乏，每天使用剂量不宜超过10g。该患者人血白蛋白用量为20g，剂量过大。

【干预建议】

建议调整人血白蛋白剂量为10g/d。

案例 ❼

【处方描述】

患者信息

性别：女　　年龄：19岁

体重：40kg。

症状：患者儿童时期发病，以皮肤、黏膜出血为主，近期出现皮肤斑面积增加，牙龈、黏膜出血，月经量增加入院，血浆VWF 25%，血小板计数56×10^9/L，凝血功能PT、APTT、TT均延长。

临床诊断：血管性血友病（假性血友病）

处方：

注射用重组人凝血因子Ⅷ	400IU	iv	qd
氨甲环酸注射液	0.5g	po	q8h
凝血酶冻干粉	100单位/毫升		局部止血

【处方问题】

药品选择不适宜。

【处方分析】

①治疗方案不合理：假性血友病属于遗传性出血病，其发病原因与血管性血友病因子（VWF）基因异常，导致血浆VWF生成减少，引起的出血性疾病，首选治疗药物为去氨加压素（DDAVP），大剂量DDAVP可增加凝血因子Ⅷ的活性，以及刺激血管内皮细胞释放VWF。②药品剂型选择不合适：重组人凝血因子Ⅷ通过基因重组技术合成药品，非人血来源血液制品，不含VWF因子，不适用于血管性血友病。

【干预建议】

增加去氨加压素12μg，ivgtt，qd，同时停用重组人凝血因子Ⅷ，改用人凝血因子Ⅷ，400IU，iv，qd。

案例 ⑧

【处方描述】

患者信息

性别：男　　年龄：62岁

体重：60kg。

症状：患者长期服用华法林片，近期出现牙龈出血，皮肤淤青，急诊查血常规：血小板计数41×10^9/L，凝血功能INR12，PT、APTT、TT均延长。

临床诊断：急性出血性凝血功能障碍，冠心病、房颤

处方：

停用华法林

维生素K注射液	5mg	iv	st
维生素K片	10mg	po	bid
人纤维蛋白原	2g	ivgtt	qd
氨甲环酸注射液	0.5g	po	qid

【处方问题】

用法用量不适宜、配伍禁忌、药品遴选不适宜。

【处方分析】

①用法用量不合适：维生素K静脉注射速度过快容易引起心动过速、低

血压等不良反应，用于静脉注射需要缓慢注射（不超过1mg/min）或改用肌内注射；②药品遴选不合适：人纤维蛋白原主要适用于肝功能损伤引起的纤维蛋白原缺乏性凝血障碍，而患者因使用华法林过量引起的凝血功能障碍，应首选人凝血酶原复合物。其成分主要包括：凝血因子Ⅱ、Ⅶ、Ⅸ、Ⅹ，四种维生素K依赖性凝血因子，临床主要用于治疗上述凝血因子单独或联合缺乏引起疾病的治疗。③配伍禁忌：人纤维蛋白原与氨甲环酸注射液存在配伍禁忌。

【干预建议】

建议维生素K注射液静脉注射需要备注缓慢注射（不超过1mg/min）或改用肌内注射；停用人纤维蛋白原改用人凝血酶原复合物，一般按每天10单位/千克剂量缓慢静脉滴注，使用2~3天。

案例 ⑨

【处方描述】

患者信息

性别：男   年龄：2岁

体重：11 kg。

症状：患儿3天前出现发热（40℃）、气促、咳嗽、咳痰，伴三凹征，查血常规：白细胞3.1×10^9/L，N% 41%，CT显示双肺炎症，伴胸腔积液。

临床诊断：喘息性肺炎（腺病毒感染）

处方：

氨溴索注射液	7.5mg	ivgtt	bid
0.9%氯化钠注射液	100ml	ivgtt	bid
吸入用复方异丙托溴铵溶液	1ml	雾化吸入	bid
吸入用布地奈德混悬液	2mg	雾化吸入	bid
布洛芬混悬液	4ml	po	sos
注射用头孢曲松	1g	ivgtt	qd
0.9%氯化钠注射液	100ml	ivgtt	qd
静注人免疫球蛋白	7.5g	ivgtt	qd

【医嘱问题】

用法用量不适宜、无适应证用药。

【处方分析】

①静注人免疫球蛋白适用于重症感染引起的继发性免疫球蛋白减少，患儿因腺病毒感染引起重症肺炎，发展迅速，目前出现高热、白细胞减少、三凹征伴胸腔积液。有使用静注人免疫球蛋白指征，一般推荐每天使用量不超过400mg/kg，连续使用2～3天，患儿体重11kg，使用量不应超过4.4g，患者目前用量为7.5g，剂量过大。②患儿目前无细菌感染迹象，不应联合使用抗菌药物。

【干预建议】

建议静注人免疫球蛋白用法用量改为4.4g，ivgtt，qd；停用注射用头孢曲松。

案例 ⑩

【处方描述】

患者信息

性别： 男　　**年龄：** 21岁

症状： 患者近期出现全身乏力，下肢明显凹陷性水肿，小便后泡沫增多，入院测血压165/99mmHg，入院测尿蛋白排出量3.8g/d，尿量300ml/d，血浆白蛋白24g/L，血肌酐：101.4μmol/L。

临床诊断： 肾病综合征

处方：

氢氯噻嗪片	25mg	po	tid
螺内酯片	20mg	po	tid
人血白蛋白	10g	ivgtt	qd
泼尼松片	80mg	po	qd

【处方问题】

适应证不适宜、用药剂量不合适。

【处方分析】

①患者青年男性，肾病综合征，表现为下肢水肿、高血压、蛋白尿、少尿、肾功能受损。人血白蛋白可用于肾病引起的水肿治疗，因为白蛋白可增加血浆胶体渗透压，通过产生高渗性利尿达到消肿的作用，但输注白蛋白，可在24小时内通过肾排泄，会增加尿中蛋白量，加重肾功能损伤，患者

目前水肿严重，且尿量少于400ml/d，不建议使用人血白蛋白，建议首选其他渗透性利尿剂，如右旋糖酐40或羟乙基淀粉。②患者目前伴有高血压症状（165/99mmHg）和明显蛋白尿（3.8g/d），建议对症治疗增加ACEI或ARB类降压药，除了起到降压作用外，还可降低肾小球内压等作用减少尿蛋白量。③泼尼松片给药剂量偏大，一般推荐剂量为每天按1mg/kg，晨起顿服，最高剂量一般不超过60mg/d。

【干预建议】

①停用人血白蛋白，改用右旋糖酐40或羟乙基淀粉。②增加ACEI类药物，如贝那普利片20mg，po，qd。③泼尼松片剂量改用50mg，po，qd。

第八节　中药注射剂

一、中药注射剂概念

中药注射剂（traditional Chinese medicine injection）是指从中药饮片中提取的有效物质制成的可供注入人体内的制剂，包括肌内注射、静脉注射和静脉滴注使用的灭菌溶液或乳状液、混悬液，以及供临用前配成溶液的无菌粉末或浓溶液等。

二、中药注射剂用药指征

中药注射剂临床应用应当以中医药理论为指导，依据药品说明书，遵循安全、有效、经济、适当的原则，通过辨证、辨病或辨证辨病结合，合理选择和使用。

（一）辨证用药

辨证用药是中成药应用的主要原则。通过辨证，分析疾病的证候确定具体治法。在辨证论治的原则指导下，可以采用"同病异治"或"异病同治"的方法辨证选择适宜的中成药。

（二）辨病辨证结合用药

辨病辨证相结合用药是在西医辨病的基础上结合中医辨证，选用相应的中成药。针对在西医病名基础上增加中医证候属性描述的中成药，应采用辨病辨证相结合的方法。

（三）辨病用药

辨病用药是按照西医的疾病名称、病理状态或理化检查结果选用相应的中成药。以辨病用药为主时，应按照说明书规定的疾病为主，还可以按照相关指南、临床路径和研究结果指导用药，并双签字确认。在没有确切的循证医学证据支持时，不应超说明书规定的病种范围用药。

三、影响中药注射剂稳定性的因素

（一）原材料是主要因素

中药材的质量因产地、栽培条件、采收加工、储藏运输、存放时间等不同，其有效成分及杂质含量也不同，这些因素直接影响中药材的质量。如黄芪注射液，其主要成分黄芪多糖因产地不同含量差别较大。有文献报道，产于四川的黄芪多糖含量比大兴安岭黄芪多两倍。有效成分的含量差异大，造成不同批号的中药注射剂疗效不同，从而影响中药注射剂的稳定性。

（二）成分理化性质是内在因素

中药注射剂成分复杂、性质多样，在临床使用中与不同溶媒和药物的配伍使其稳定性发生了变化。中药注射剂配伍后常出现：微粒数量增加、含量降低、出现浑浊、沉淀现象等。中药注射剂的成分具有多种物理化学性质，因此有效成分物理化学性质是影响注射剂稳定性的内在因素。

（三）生产工艺是外在因素

生产工艺不同，会导致注射剂有效成分含量有很大差别。包装材料与输液容器质量不好，储藏时会出现杂质脱落，进而影响中药注射液质量。我国现阶段中药注射剂制备工艺水平还需完善，在提取、精制过程中，有些成分如色素、鞣质、淀粉、蛋白质等，以胶态形式存在于药液中，当与其他液体溶剂配伍后，易发生氧化、聚合反应，导致不溶性微粒增加。不同剂型的中药注射剂稳定性也有很大的差异，如注射液和注射用无菌粉末比较：相比于注射液，注射用无菌粉末没有液体溶剂，直接以药材固体粉末封装于安瓿瓶中，减少或避免了药物各成分之间的相互作用，而且很少添加抗氧剂、稳定剂、渗透压调节剂和抑菌剂等附加剂，极大地提高了稳定性。

四、审核要点

（一）适应证或证型是否适宜

中药注射剂的应用应遵循中医药理论，严格按照药品说明书规定的功能主治使用，进行辨证施药，禁止超功能主治用药。若辨证有误，药不对症时可能会使机体阴阳偏盛或偏衰，以致疾病更趋严重。如注射用血塞通具有活血祛瘀、通脉活络的功效，用于中风偏瘫、瘀血阻络及脑血管疾病后遗症、胸痹心痛、视网膜中央静脉阻塞属瘀血阻滞等心血管相关疾病的治疗，不能将其误作为活血化瘀的骨伤科药物使用。

（二）用法用量是否合理

中药注射剂应按照药品说明书推荐的剂量、调配要求、给药速度和疗程使用药品，不超剂量、过快滴注和长期连续用药。

1.选用溶媒是否合理　因中药注射剂成分复杂，若溶媒选择不适宜容易导致盐析或药液酸碱度改变等致有效成分析出，不溶性微粒的数量增加，造成局部血肿、损伤，甚至坏死，使不良反应发生率上升。所以中药注射剂的溶媒选择必须严格按照说明书的规定执行。

2.给药剂量和给药频次是否合理　依据药品的特性（含毒性和不含毒性药味的中药注射剂）、病证进展类型（急性期和慢性期）、病情严重程度（脏器功能损害的分级分期）、患者类型（儿童、成年、老年），严格按照药品说明书推荐剂量和频次，不可随意加大剂量和频次。

3.输注浓度和滴注速度是否合理　中药注射剂的滴注速度应严格按照药品说明书的规定执行。同时还应该根据患者的实际情况选择注射剂的滴速，如患者的体重、身高、年龄以及病情等。比如，心功能不全的患者滴速也不应该过快，不应该超过20~40滴/分。不然会对患者的心脏功能造成负担，导致患者出现肺水肿或心力衰竭。

溶媒量过多或不足，导致输注浓度过低或过高，从而起不到治疗作用或引起不良反应，因此溶媒配制量应严格按照说明书上的规定。

（三）给药途径是否合理

中药注射剂给药主要分为皮下、肌内、静脉、穴位及患处局部等不同的给药方法，其中静脉给药又分为静脉注射和滴注2种，不同的输注方式对中药注射剂的质量要求不同，因此不能随意更改给药途径。

（四）联合使用是否合理

由于中药注射液的成分复杂，中药注射剂应单独使用，严禁混合配伍，谨慎联合用药。对长期使用的，在每疗程间要有一定的时间间隔。

1.中药注射剂联合使用

（1）两种以上中药注射剂联合使用，应遵循主治功效互补及增效减毒原则，符合中医传统配伍理论的要求，无配伍禁忌。

（2）谨慎联合用药，如确需联合使用时，应谨慎考虑中药注射剂的间隔时间以及药物相互作用等问题。

（3）需同时使用两种或两种以上中药注射剂，严禁混合配伍，应分开使用。除有特殊说明，中药注射剂不宜两个或两个以上品种同时共用一条通道。

2.中西药注射剂联合使用

（1）谨慎联合使用。如果中西药注射剂确需联合用药，应根据中西医诊断和各自的用药原则选药，充分考虑药物之间的相互作用，尽可能减少联用药物的种数和剂量，根据临床情况及时调整用药。

（2）中西药注射剂联用，尽可能选择不同的给药途径（如穴位注射、静脉注射）。必须同一途径用药时，应将中西药分开使用，谨慎考虑两种注射剂的使用间隔时间以及药物相互作用，严禁混合配伍。

（五）关注特殊人群用药

加强用药监护。由于中药注射剂在临床上较易引发过敏反应，用药过程中应密切观察用药反应，发现异常，立即停药，必要时采取积极救治措施；尤其对老年人、儿童、肝肾功能异常等特殊人群和初次使用中药注射剂的患者应慎重使用，加强监测。

五、案例分析

（一）适应证或证型不适宜

案例

【处方描述】

患者信息

性别：男　　年龄：56 岁

临床诊断：风寒犯肺咳嗽、急性支气管炎

处方：

痰热清注射液	20ml	ivgtt	qd
5% 葡萄糖注射液	250ml	ivgtt	qd

【处方问题】

适应证不适宜。

【处方分析】

痰热清注射液的功能主治：风湿肺热病，属痰热阻肺证，症见：发热、咳嗽、咳痰不爽、口渴、舌红、苔黄等。风寒表证常见：恶寒、头身疼痛、鼻塞声重、喷嚏、流清涕、咳嗽、舌质暗淡、苔薄白等。该患者中医诊断为风寒犯肺。有表寒证者忌用痰热清。

【干预建议】

停用痰热清，换用通宣理肺丸等具有发表散寒、宣肺止咳的药物治疗，可口服的患者优先选择口服用药。

（二）选用溶媒不合理

案例 ➊

【处方描述】

患者信息

性别：男　　年龄：76 岁

临床诊断：左胸中心型晚期肺癌

处方：

| 鸦胆子油乳注射液 | 30ml | ivgtt | qd |
| 5%葡萄糖注射液 | 250ml | ivgtt | qd |

【处方问题】

溶媒品种选择不适宜。

【处方分析】

鸦胆子油乳注射液说明书要求仅能使用盐水稀释。因鸦胆子油乳注射液的有效成分为油酸，葡萄糖具有多元醇和醛的性质，能与酸发生酯化反应，影响药物稳定性，增加药品不良反应发生风险。因此，鸦胆子油乳不宜用5%葡萄糖注射液为溶媒。

【干预建议】

更换溶媒，改用0.9%氯化钠注射液250ml进行配伍。鸦胆子油乳注射液有一定的毒性，有产生肝肾损伤的风险，应定期监测并注意用药疗程。

案例 ❷

【处方描述】

患者信息

性别：男　　年龄：60岁

临床诊断：肺癌术后

处方：

| 复方苦参注射液 | 20ml | ivgtt | qd |
| 5%葡萄糖注射液 | 250ml | ivgtt | qd |

【处方问题】

溶媒选择不适宜。

【处方分析】

复方苦参注射液主要有效成分是生物碱，生产过程中用氢氧化钠，醋酸调节溶液pH为7.5~8.5，而5%葡萄糖注射液pH为3.2~6.5，pH偏酸性，两者配伍使用，易引起注射液的酸碱度发生变化，致使有效成分析出形成沉淀。

【干预建议】

更换溶媒，改用0.9%氯化钠注射液进行配伍。

（三）用法用量不合理

案例 1

【处方描述】

患者信息

性别：女　　　年龄：58岁

临床诊断：头晕（头痛查因）

处方：

银杏叶提取物注射液	15ml	ivgtt	qd
0.9%氯化钠注射液	250ml	ivgtt	qd

【处方问题】

溶媒量不适宜。

【处方分析】

根据银杏叶提取物注射液说明书中用法用量：通常一日1～2次，一次2～4支，给药时可将本品溶于生理盐水、葡萄糖输液或低分子右旋糖酐或羟乙基淀粉中，混合比例为1∶10。处方中的混合比例为3∶50，稀释比例不合适，溶媒量不适宜（偏多），达不到有效浓度，可能对治疗效果产生影响。

【干预建议】

溶媒量调整为150ml。

案例 2

【处方描述】

患者信息

性别：女　　　年龄：81岁

临床诊断：急性闭合性颅脑损伤

处方：

醒脑静注射液	20ml	ivgtt	qd
5%葡萄糖氯化钠注射液	100ml	ivgtt	qd

【处方问题】

溶媒量不适宜。

【处方分析】

根据醒脑静注射液说明书中用法用量：一次10～20ml，用5%～10%葡萄糖注射液或氯化钠注射液250～500ml稀释后滴注。该处方溶媒量为100ml过少，浓度偏高容易引起不良反应。

【干预建议】

溶媒量可以调整为250ml。

案例 ③

【处方描述】

患者信息

性别：男　　年龄：62岁

临床诊断：胃癌术后

处方：

康艾注射液	40ml	ivgtt	bid
0.9%氯化钠注射液	250ml	ivgtt	bid

【处方问题】

用药剂量不适宜。

【处方分析】

康艾注射液每日用量为40～60ml，分1～2次使用，用5%葡萄糖注射液或0.9%氯化钠注射液250～500ml稀释后缓慢静脉注射或滴注。此医嘱康艾注射液用法为一日两次，每次用量为40ml，一日总用量80ml偏多，超剂量使用有增加不良反应发生的风险，且超剂量使用为患者带来的获益尚不明确，因此不建议超推荐剂量使用。

【干预建议】

单次用药剂量可以调整为20～30ml。

（四）给药途径不合理

案例

【处方描述】

患者信息

性别：男 ； 年龄：56岁

临床诊断：头痛、咽痛

处方：

参麦注射液	30ml	iv	qd

【处方问题】

用药途径不适宜。

【处方分析】

参麦注射液的说明书用法用量为肌内注射：一次24ml，一日1次。静脉滴注一次10~60ml（用5%葡萄糖注射液250~500ml稀释后应用），明确要求禁止静脉注射给药。参麦注射液给药途径不合理。

【干预建议】

使用5%葡萄糖注射液250~500ml稀释后静脉滴注。

（五）联合用药不合理

案例 ①

【处方描述】

患者信息

性别：女 年龄：78岁

临床诊断：肾癌

处方

复方斑蝥胶囊	0.75g	po	bid
艾迪注射液	30ml	ivgtt	qd
0.9%氯化钠注射液	450ml	ivgtt	qd

【处方问题】

重复给药。

【处方分析】

艾迪注射液与复方斑蝥胶囊均含有毒性中药斑蝥，不建议重复用药。

【干预建议】

选用其中一种中成药即可。

案例 ❷

【处方描述】

患者信息

性别：女　　年龄：76 岁

临床诊断：双侧卵巢肿瘤

处方：

参芪扶正注射液	250ml	ivgtt	qd
康艾注射液	40ml	ivgtt	qd
0.9%氯化钠注射液	250ml	ivgtt	qd

【处方问题】

重复用药。

【处方分析】

康艾注射液中有效成分为黄芪、人参、苦参素，参芪扶正中有效成分为党参、黄芪，有效成分有重复，联用属重复给药，联合使用不合理。

【干预建议】

选用其中一种中成药注射液即可。

案例 ❸

【处方描述】

患者信息

性别：女　　年龄：70 岁

临床诊断：冠心病、心绞痛

处方：

注射用兰索拉唑	30mg	ivgtt	qd
0.9%氯化钠注射液	100ml	ivgtt	qd
注射用丹参多酚酸盐	200mg	ivgtt	qd
0.9%氯化钠注射液	250ml	ivgtt	qd

【处方问题】

不良药物相互作用。

【处方分析】

注射用丹参多酚酸盐与兰索拉唑连续静脉滴注有黄绿色液体生成，两者联合使用时应进行冲管。

【干预建议】

在输注过程中，要注意输完一组液体再输另外一组液体前，要先用空白的生理盐水把残留在输液管内的药品冲洗干净，避免两种液体在输液管内产生反应。

案例 ④

【处方描述】

患者信息

性别：男　　年龄：59岁

临床诊断：胸痹心痛、糖尿病

处方：

注射用血塞通	200mg	ivgtt	qd
5%葡萄糖注射液	250ml	ivgtt	qd
胰岛素注射液	8 IU	ivgtt	qd

【处方问题】

配伍禁忌。

【处方分析】

注射用血塞通与胰岛素注射剂配伍后，极有可能产生抗原性物质，这些物质与机体作用后很可能引起过敏反应，严重者可危及生命，因此严禁混合输注。另外《中药注射剂临床使用基本原则》指出中药注射剂应单独使用，禁忌与其他药品混合配伍使用。

【干预建议】

可以将溶媒改为0.9%氯化钠注射液。胰岛素注射液另外单独开具，两个药品分开使用。

案例 ⑤

【处方描述】

患者信息

性别：男　　年龄：26岁

临床诊断： 上呼吸道感染

处方：

注射用头孢拉定	1g	ivgtt	bid
0.9%氯化钠注射液	250ml	ivgtt	bid
清开灵注射液	20ml	ivgtt	qd
10%葡萄糖注射液	250ml	ivgtt	qd

【处方问题】

配伍禁忌。

【处方分析】

清开灵注射液与常用抗生素存在配伍禁忌，因此不宜与 β-内酰胺类抗生素（青霉素、青霉素钾、头孢拉定、头孢噻肟）混合配伍。头孢拉定与清开灵注射液连续使用时，两组用药间需要冲管，避免在输液管产生相互作用。

【干预建议】

在输注过程中，要注意输完一组液体再输另外一组液体前，要先用空白的生理盐水或葡萄糖注射液把残留在输液管内的药品冲洗干净，避免两种液体在输液管内产生反应。输液过程速度宜先慢后快，注意滴速。

（六）遴选药物不适宜

案例

【处方描述】

患者信息

性别：男　　年龄：40岁

临床诊断：肝癌晚期（肝功能Child-Pugh分级为C级）

处方：

| 康莱特注射液 | 200ml | ivgtt | qd |

【处方问题】

遴选药物不适宜。

【处方分析】

康莱特注射液为乳剂，禁用于脂肪代谢严重失调（休克、急性胰腺炎、病理性高脂血症和脂性肾病变等）的患者。而该患者肝功能严重异常，应禁用。

【干预建议】

停用康莱特注射液。

参考文献

［1］刁丽，杨千雪，苟民茜，等.基于药物配伍禁忌的静脉输液冲管的研究进展［J］.实用医院临床杂志，2022，19（04）：211-214.

［2］王涛，梁苗苗，崔丽贤，等.静脉药物体外相互作用发生机制及配伍禁忌文献分析［J］.中国药物滥用防治杂志，2022，28（01）：113-121.

［3］李嘉茵，王向东.医院静脉用药调配中心普通胰岛素输液配伍禁忌分析［J］.中国药业，2017，26（16）：93-95.

［4］陈步凤，卢金凤，丁长玲.688篇药物配伍禁忌文献分析及预防对策［J］.中国实用护理杂志，2014，30（20）：55-59.

［5］李晓霞，王晓刚.注射药物配伍变化因素及应注意的问题［J］.中国医药指南，2011，9（25）：376-377.

［6］黄迁玲.浅析输液药物配伍与合理用药［J］.北方药学，2018，15（4）：

152-153.

［7］唐勇胜.常用静脉滴注药物的理化配伍禁忌［J］.海峡药学，2008，20（7）：35-37.

［8］杨威.静脉用药调配医嘱审核速览［M］.北京：中国医药科技出版社，2021.

［9］吴永佩，焦雅辉.临床静脉用药调配与使用指南［M］.北京：人民卫生出版社，2010.

［10］陈婷，方晴霞.实用静脉用药集中调配管理［M］.杭州：浙江大学出版社，2018.

［11］张峻，李晓甦.临床静脉用药调配方法与配伍禁忌速查手册［M］.北京：人民卫生出版社，2010.

［12］吴永佩，焦雅辉.临床静脉用药调配与使用指南［M］.北京：人 民卫生出版社，2010.

［13］蒋朱明.临床肠外与肠内营养［M］.2版.北京：科学技术文献出版社，2010.

［14］蔡威.临床营养基础［M］.3版.上海：复旦大学出版社，2012.

［15］蔡威，汤庆娅，王莹，等.中国新生儿营养支持临床应用指南［J］.临床儿科杂志，2013，12：1177-1182.

［16］邓树荣，金伟军.两种脂肪乳注射液在新生儿肠外营养液中的稳定性［J］.中国医院药学杂志，2015，35（2）：33-36.

［17］肠外营养临床药学共识（第二版）［J］.今日药学，2017，27（05）：289-303.

［18］赵彬，老东辉，商永光.规范肠外营养液配制［J］.协和医学杂志，2018，9（04）：320-331

［19］KINNARE KF，BACON CA，CHEN Y，et al. Risk factors for predicting hypoglycemia in patients receiving concomitant parenteral nutrition and insulin therapy［J］.J Acad Nutr Diet.2013，113（2）：263-8.

［20］阙全程，马金昌.肠外肠内营养专业［M］.北京：人民卫生出版社，2017.

［21］刘皈阳，孙艳.肠外肠内营养专业［M］.北京：人民卫生出版社，2011.

模拟试卷一

一、单选题

1.用5%葡萄糖溶媒稀释的药物是（　　）

    A.吉西他滨   B.依托泊苷

    C.奥沙利铂   D.奈达铂

2.HER-2阳性的患者可以使用的抗肿瘤药物（　　）

    A.曲妥珠单抗   B.贝伐珠单抗

    C.帕博利珠单抗   D.纳武利尤单抗

3.应用环磷酰胺需要使用（　　）以减轻肾毒性

    A.亚叶酸钙   B.美司钠

    C.呋塞米   D.地塞米松

4.关于化疗药物的用药顺序，以下说法不正确的是（　　）

    A.先用多柔比星后用紫杉醇   B.先用亚叶酸钙后用氟尿嘧啶

    C.先用顺铂后用培美曲塞   D.先用甲氨蝶呤后用氟尿嘧啶

5.最常见和最严重的化疗后毒副反应是（　　）

    A.腹泻   B.脱发

    C.骨髓抑制   D.肾脏功能损害

6.顺铂主要的限制性毒性是（　　），治疗时要注意水化

    A.肝毒性   B.肾毒性

    C.骨髓抑制   D.神经系统毒性

7.贝伐珠单抗用于重大手术术后患者的要求最短间隔时间是（　　）

    A.7天   B.14天

    C.28天   D.56天

8.紫杉醇（白蛋白结合型）的适宜载体为（　　）

    A.5%葡萄糖注射液   B.0.9%氯化钠注射液

    C.10%葡萄糖注射液   D.林格液

9.下列关于注射液兰索拉唑的说法，正确的是（　　）

    A.通常成年人一次30mg   B.通常成年人一次60mg

    C.用0.9%氯化钠注射液250ml溶解   D.用0.9%氯化钠注射液500ml溶解

10. 下列关于注射用奥沙利铂溶媒选择正确的是（　　）

　　A. 5%葡萄糖注射液　　　　　　　　B. 0.9%氯化钠注射液

　　C. 乳酸钠林格液　　　　　　　　　　D. 碳酸氢钠注射液

11. 肠外营养中，从稳定性的角度考虑氨基酸浓度应不低于（　　）

　　A. 2.5%　　　　　　B. 2%　　　　　　C. 1.5%　　　　　　D. 1%

12. 下列关于小儿肠外营养应用指征的说法，不正确的是（　　）

　　A. 应用指征可分为消化道疾病和呼吸道疾病

　　B. 短肠综合征

　　C. 消化道出血

　　D. 严重营养不良

13. 下列哪个为平衡型氨基酸（　　）

　　A. 复方氨基酸注射液（6AA）

　　B. 复方氨基酸注射液（9AA）

　　C. 小儿复方氨基酸注射液（18AA-Ⅱ）

　　D. 复方氨基酸注射液（18AA）

14. 脂肪乳一般供能占总能量的（　　）

　　A. 25%～40%　　　　　　　　　　　B. 20%～40%

　　C. 25%～45%　　　　　　　　　　　D. 30%～40%

15. 健康成人对葡萄糖的需要量为（　　）

　　A. 4mg/（kg·min）　　　　　　　　B. 5mg/（kg·min）

　　C. 6mg/（kg·min）　　　　　　　　D. 7mg/（kg·min）

16. 下列关于小儿肠外营养每日推荐电解质用量的说法，不正确的是（　　）

　　A. 小于10kg的婴儿推荐磷的用量为1～3 mmol/（kg·d）

　　B. 10～13kg的儿童推荐钙的用量为2.5～10mmol/d

　　C. 小于10kg的婴儿推荐钾的用量为2～4 mmol/（kg·d）

　　D. 10～13kg的儿童推荐钾的用量为2.5～10mmol/d

17. 下列哪个不是水溶性维生素（　　）

　　A. 维生素B_1　　　　　　　　　　　B. 维生素B_6

　　C. 烟酸　　　　　　　　　　　　　　D. 维生素A

18. 下列关于小儿每日推荐铁的用量的说法，不正确的是（　　）

　　A. 儿童每日推荐铁的用量为100～2500μg/（kg·d）

B.儿童每日推荐铁的用量为200~2500μg/（kg·d）

C.婴儿每日推荐铁的用量为50μg/（kg·d）

D.早产儿每日推荐铁的用量为100~200μg/（kg·d）

19.为保证TNA的稳定性以及输注过程中的安全性，控制TNA中的一价阳离子浓度和二价阳离子浓度分别为（　　）

    A.≤150mmol/L和≤10mmol/L　　　　B.≤160mmol/L和≤10mmol/L

    C.≤150mmol/L和≤8mmol/L　　　　　D.≤160mmol/L和≤8mmol/L

20.成人肠外营养的应用指征不包括（　　）

    A.肾衰竭　　　　　　　　　　　B.获得性免疫缺陷综合征

    C.发热　　　　　　　　　　　　D.胃肠道瘘

21.热氮比一般为（　　）

    A.（100~200）:1　　　　　　　B.（100~150）:1

    C.（150~200）:1　　　　　　　D.（200~300）:1

22.下列静脉配伍中可能发生氧化还原反应的是（　　）

    A.维生素K_1注射液+维生素C注射液

    B.维生素B_1注射液+维生素C注射液

    C.地塞米松磷酸钠注射液+10%葡萄糖酸钙注射液

    D.胞磷胆碱注射液+葡萄糖酸钙注射液

23.下列属于化学性配伍变化的是（　　）

    A.聚集　　　　　B.析出　　　　　C.水解　　　D.吸附

24.不容易与容器发生吸附现象的药物是（　　）

    A.呋塞米注射液　　　　　　　　B.胰岛素

    C.地西泮　　　　　　　　　　　D.放线菌素D

25.下列药物中不能与氯化钠注射液配伍的药物是（　　）

    A.注射用青霉素　　　　　　　　B.注射用呋塞米

    C.地塞米松磷酸钠注射液　　　　D.多烯磷脂酰胆碱注射液

26.肠外营养中加入下列哪些药物是安全的（　　）

    A.两性霉素　　　　　　　　　　B.碳酸氢钠

    C.胰岛素　　　　　　　　　　　D.头孢哌酮舒巴坦

27.青霉素类药物在pH（　　）范围内最为稳定

    A.pH 3.2~4.5　　　　　　　　　B.pH 6.0~6.5

C. pH 4.5～5.5   D. pH 7.5～8.5

28. 下列具有还原性的药物是（   ）

    A. 氨溴注射液   B. 氨茶碱注射液

    C. 维生素C注射液   D. 维生素K_1注射液

29. 下列药物配伍中可能发生络合反应的是（   ）

    A. 左氧氟沙星注射液＋葡萄糖酸钙注射液

    B. 维生素C注射液＋碳酸氢钠注射液

    C. 三磷酸腺苷二钠注射液＋维生素B_6注射液

    D. 注射用奥美拉唑钠   ＋维生素B_6注射液

30. 兰索拉唑抑制胃酸分泌的主要原因是（   ）

    A. 抑制H^+/K^+-ATP酶的活性   B. 阻断组胺H_2受体

    C. 阻断5-HT受体   D. 阻断DA受体

31. 患者，男，56岁，出现呕血伴有头晕，入院后测血压90/55mmHg，心率102次/分，诊断急性上消化道出血（   ）

    A. 先奥美拉唑40mg，iv，然后8mg/h持续静脉泵入72小时

    B. 先奥美拉唑80mg，iv，然后4mg/h持续静脉泵入96小时

    C. 先奥美拉唑80mg，iv，然后4mg/h持续静脉泵入72小时

    D. 先奥美拉唑80mg，iv，然后8mg/h持续静脉泵入72小时

32. 注射用兰索拉唑，溶媒选择正确的是（   ）

    A. 0.9%氯化钠注射液   B. 5%葡萄糖注射液

    C. 乳酸钠林格注射液   D. 葡萄糖氯化钠注射液

33. 以下哪种糖皮质激素注射液含有苯甲醇（   ）

    A. 曲安奈德注射液   B. 地塞米松磷酸钠注射液

    C. 醋酸地塞米松注射液   D. 氢化可的松琥珀酸钠注射液

34. 以下哪种糖皮质激素血浆半衰期最长（   ）

    A. 泼尼松   B. 地塞米松

    C. 可的松   D. 氢化可的松

35. 地塞米松磷酸钠注射液用于静脉滴注，适宜选择溶媒是（   ）

    A. 0.9%氯化钠注射液   B. 5%葡萄糖注射液

    C. 灭菌注射用水   D. 葡萄糖氯化钠注射液

36. 下列属于静脉滴注泼尼松冲击剂量的是（　　）

    A. 100mg/d　　　　　　　　　　B. 200mg/d

    C. 600mg/d　　　　　　　　　　D. 1200mg/d

37. 下列关于GCs体内代谢过程描述错误的是（　　）

    A. GCs主要在肝脏进行代谢

    B. 皮质素（可的松）通过11β–HSD1转化为具有生物活性皮质醇（氢化可的松）

    C. 内源性GCs主要代谢过程包括5α–还原酶将4，5位双键还原位

    D. 大部分GCs代谢产物通过—OH与葡萄糖醛酸或硫酸结合

38. 白蛋白及相关转输蛋白不包括（　　）

    A. 转铁蛋白　　　　　　　　　　B. 白蛋白

    C. 前白蛋白　　　　　　　　　　D. 抗凝血酶Ⅲ

39. 人破伤风免疫球蛋白合适的给药途径是（　　）

    A. 肌内注射　　　　　　　　　　B. 静脉注射

    C. 静脉滴注　　　　　　　　　　D. 皮下注射

40. 关于人血白蛋白相关描述错误的是（　　）

    A. 其作用可维持血液渗透压平衡及运输物质

    B. 是国内白蛋白类药物的主要品种

    C. 溶液黏度高，且渗透压大，对扩充血容量效果好

    D. 人血白蛋白注射液性质稳定

41. 同时可用于肌内注射和静脉注射的药品是（　　）

    A. 狂犬病人免疫球蛋白　　　　　B. 人凝血酶原复合物

    C. 人血白蛋白　　　　　　　　　D. 乙肝人免疫球蛋白

42. 人纤维蛋白原使用过程，描述错误的是（　　）

    A. 静脉滴注给药

    B. 使用预温的灭菌注射用水溶解（25ml）后使用

    C. 复溶药品可室温存放，3小时内使用

    D. 应采用带有过滤网的输液器进行静脉滴注，滴速控制在60滴/分

43. 联合使用抗菌药物的指征不包括（　　）

    A. 单一抗菌药物不能有效控制的混合感染

    B. 需要较长时间用药，细菌有可能产生耐药性者

    C.合并病毒感染者

    D.联合用药以减少毒性较大的抗菌药物的剂量

44.患者，男性，40岁，嗜酒，因胆囊炎给予抗菌药物治疗，恰朋友来探望，小酌后有明显的恶心、呕吐、面部潮红、头痛、血压下降，这种现象与哪种药物有关（　　）

    A.四环素　　　　　　　　　　B.氨苄西林

    C.头孢孟多　　　　　　　　　D.青霉素

45.急性腹膜炎最为适宜经验性抗感染治疗的药物为哪组（　　）

    A.阿莫西林+甲硝唑　　　　　B.苯唑西林+阿米卡星

    C.头孢哌酮舒巴坦+甲硝唑　　D.左氧氟沙星+阿奇霉素

46.肝功能减退患者应避免使用的药物是（　　）

    A.两性霉素B　　　　　　　　B.万古霉素

    C.氧氟沙星　　　　　　　　　D.阿米卡星

47.妊娠期妇女患者应避免使用的药物是（　　）

    A.阿奇霉素　　　　　　　　　B.青霉素

    C.四环素　　　　　　　　　　D.头孢唑林

48.下列中成药注射剂只推荐0.9%氯化钠注射液为溶媒的是（　　）

    A.注射用益气复脉　　　　　　B.银杏达莫注射液

    C.注射用红花黄色素　　　　　D.注射用炎琥宁

49.下列中成药注射剂只推荐5%葡萄糖注射液为溶媒的是（　　）

    A.血必净注射液

    B.舒血宁注射液

    C.灯盏细辛注射液

    D.银杏二萜内酯葡胺注射液

50.下列中成药注射剂使用正确的是（　　）

    A.参芪扶正注射液联合使用艾迪注射液

    B.康艾注射液联合使用艾迪注射液

    C.参麦注射液中加入氯化钾

    D.参麦注射液禁与其他药物混合滴注，且不能与存在配伍禁忌的药物联合使用

二、多选题

1. 属于低度催吐风险的抗肿瘤药物是（　　）

　　A. 氟尿嘧啶　　　　　　　　　B. 多西他赛

　　C. 甲氨蝶呤　　　　　　　　　D. 伊立替康

2. 下列不宜作为多烯磷脂胆碱注射液溶媒的有（　　）

　　A. 5%葡萄糖注射液　　　　　　B. 0.9%氯化钠注射液

　　C. 乳酸钠林格氏液　　　　　　D. 碳酸氢钠注射液

3. 下列关于肠外营养液中电解质浓度说法正确的是（　　）

　　A. 在适当范围内阳离子浓度越高脂肪乳越稳定

　　B. 宜控制一价阳离子浓度不高于150mmol/L

　　C. 宜控制二价阳离子浓度高于10mmol/L

　　D. 宜控制钙磷离子浓度乘积小于72mmol/L

4. 下列静脉配伍中可能发生中和反应的是（　　）

　　A. 维生素C注射液+碳酸氢钠注射液

　　B. 三磷酸腺苷二钠注射液+维生素B_6注射液

　　C. 呋塞米注射液+5%葡萄糖注射液

　　D. 注射用头孢呋辛+0.9%氯化钠注射液

5. 注射用头孢曲松钠不可以与那些溶媒配伍（　　）

　　A. 0.9%氯化钠注射液　　　　　B. 5%葡萄糖注射液

　　C. 乳酸钠林格注射液　　　　　D. 复方氯化钠注射液

6. 关于影响PPIs稳定性的表示准确的是（　　）

　　A. 稳定性受环境pH影响　　　　B. 在碱性环境中相对稳定

　　C. 在酸性环境中活化并迅速分解　D. 口服剂型的胃不溶性是关键

7. GCs用于危急重症患者，使用冲击剂量可能引起的后果有（　　）

　　A. 可能诱发致死性感染

　　B. 可能诱发消化性溃疡

　　C. 可引起血糖、血压波动

　　D. 撤药后可能引起低血压、发热、呕吐等现象

8. 人血白蛋白注射液，主要临床用途包括（　　）

　　A. 脑水肿引起颅压升高

　　B. 肝、肾脏疾病引起下肢水肿或腹水

C.低蛋白血症（低于35g/L）

D.用于失血等原因引起血容量不足且经晶体扩容效果不好，尤其存在低蛋白血症患者使用

9. 肾功能减退患者应用抗菌药物的基本原则有（　　）

A.尽量避免使用肾毒性抗菌药物，确有应用指征时，严密监测肾功能情况

B.根据感染的严重程度、病原菌种类及药敏试验结果等选用无肾毒性或肾毒性较低的抗菌药物

C.使用主要经肾排泄的药物，须根据患者肾功能减退程度以及抗菌药物在人体内清除途径调整给药剂量及方法

D.病情严重时选择药物无需考虑肾功能减退的因素

10. 推荐以下情况应用生脉类注射剂（　　）

A.心力衰竭，包括急性心力衰竭、慢性心力衰竭和难治性心力衰竭

B.缺血性心脏病，包括冠心病心绞痛和急性心肌梗死

C.肿瘤的支持治疗和化疗辅助用药

D.休克、缺血性中风、病毒性心肌炎

三、案例题

案例1

（1）患者信息　　性别：女　　年龄：50岁

（2）临床诊断　　左乳腺浸润性导管癌。

（3）处方用药

5%葡萄糖注射液180ml +注射用右雷佐生1000mg，ivgtt

5%葡萄糖注射液250ml+注射用盐酸多柔比星50mg，ivgtt

案例2

（1）患者信息　　性别：女　　年龄：49岁。

（2）临床诊断　　胃体、贲门中分化腺癌。

（3）处方用药

0.9%氯化钠注射液250ml +注射用维迪西妥单抗120mg，ivgtt

案例3

（1）患者信息　　性别：男　　年龄：2月

（2）临床诊断　　极低出生体重儿

（3）处方用药

通用名	规格	用量	用法	频次
10%葡萄糖注射液	100ml：10g	14ml	ivgtt	qd
50%葡萄糖注射液	100ml：50g	33ml	ivgtt	qd
10%氯化钾注射液	10ml：1g	2ml	ivgtt	qd
10%氯化钠注射液	10ml：1g	2ml	ivgtt	qd
小儿复方氨基酸注射液（18AA-I）	20ml：1.348g	88ml	ivgtt	qd
多种油脂肪乳注射液（$C_{6\sim24}$）	100ml	34ml	ivgtt	qd
脂溶性维生素注射液（Ⅱ）	10ml	2.2ml	ivgtt	qd
注射用水溶性维生素	复方	0.22支	ivgtt	qd

案例4

（1）患者信息　性别：女　　年龄：69岁

（2）临床诊断　胆囊结石并胆囊炎，右下肺浸润性腺癌（T3N2MD Ⅲ B期）

（3）处方用药

通用名	规格	用量	用法	频次
结构脂肪乳注射液（C_{6-24}）	250ml：50g	250ml	ivgtt	qd
8.5%复方氨基酸注射液（18AA-Ⅱ）	500ml：42.5g	750ml	ivgtt	qd
10%葡萄糖注射液	100ml：10g	800ml	ivgtt	qd
50%葡萄糖注射液	100ml：50g	200ml	ivgtt	qd
10%氯化钾注射液	10ml：1g	30ml	ivgtt	qd
10%氯化钠注射液	10ml：1g	30ml	ivgtt	qd
25%硫酸镁注射液	10ml：2.5g	20ml	ivgtt	qd
10%葡萄糖酸钙注射液	10ml：1g	20ml	ivgtt	qd
多种微量元素注射液	10ml	10ml	ivgtt	qd
ω-3鱼油脂肪乳注射液	100ml：10g：1.2g	100ml	ivgtt	qd
丙氨酰谷氨酰胺注射液	50ml	50ml	ivgtt	qd
脂溶性维生素注射液（Ⅱ）	10ml	10ml	ivgtt	qd

案例5

（1）患者信息　性别：女　　年龄：54岁

（2）临床诊断　十二指肠溃疡

（3）处方用药

注射用艾司奥美拉唑 40mg+5%葡萄糖注射液 100ml，ivgtt

案例6

（1）患者信息　性别：男　　年龄：70岁

（2）临床诊断　腰椎间盘突出症

（3）处方用药

| 注射用奥美拉唑 | 20mg | ivgtt | qd |
| 注射用帕瑞昔布 | 40mg | iv | qd |

案例7

（1）患者信息　性别：女　　年龄：40岁

（2）临床诊断　急性原发性肾上腺皮质减退症、肾上腺危象

（3）处方用药

| 注射用奥美拉唑 | 40mg | iv | qd |
| 甲泼尼龙琥珀酸钠注射液 | 80mg | iv | qd |

案例8

（1）患者信息　性别：男　　年龄：52岁，体重50kg

（2）临床诊断　急性出血性凝血功能障碍（华法林相关），冠心病、房颤

（3）处方用药

| 维生素K注射液 | 5mg | iv | once |
| 人纤维蛋白原 | 2g | ivgtt | qd |

案例9

（1）患者信息　性别：男　　年龄：75岁

（2）临床诊断　疝修补术

（3）处方用药

术后：注射用头孢呋辛1.5g+0.9%氯化钠注射液100ml，ivgtt，bid，2天

案例10

（1）患者信息　性别：男　　年龄：66岁

（2）临床诊断　肺癌

（3）处方用药

艾迪注射液60ml+0.9%氯化钠注射液250ml，ivgtt，qd

模拟试卷二

一、单选题

1.下列选项中，不属于顺铂使用注意事项的是（　　）

　　A.监测血常规，肝、肾功能，末梢神经毒性及听力

　　B.使用水化预防肾毒性

　　C.使用维生素 B_6 预防神经毒性

　　D.避光输注

2.下列属于高催吐风险的细胞毒药物是（　　）

　　A.奥沙利铂　　　　　　　　　　B.培美曲塞

　　C.顺铂　　　　　　　　　　　　D.伊立替康

3.下列主要不良反应是心脏毒性的抗肿瘤药是（　　）

　　A.甲氨蝶呤　　　　　　　　　　B.氟尿嘧啶

　　C.白消安　　　　　　　　　　　D.多柔比星

4.蒽环类抗肿瘤抗生素不包括（　　）

　　A.多柔比星　　　　　　　　　　B.柔红霉素

　　C.吡柔比星　　　　　　　　　　D.红霉素

5.下列可作为多柔比星心脏毒性的专属解毒剂的药物是（　　）

　　A.硝酸甘油　　　　　　　　　　B.他汀类药物

　　C.坎地沙坦酯　　　　　　　　　D.右雷佐生

6.以下哪个不属于烷化剂类的抗肿瘤药（　　）

　　A.美法仑　　　　　　　　　　　B 白消安

　　C.塞替派　　　　　　　　　　　D.疏嘌呤

7.下列哪个药物是抗肿瘤抗生素（　　）

　　A.雷替曲塞　　　　　　　　　　B.阿霉素

　　C.紫杉醇　　　　　　　　　　　D.羟基脲

8.甲氨蝶呤属于哪一类抗肿瘤药（　　）

　　A 抗肿瘤抗生素　　　　　　　　B.抗肿瘤生物碱

　　C.抗代谢抗肿瘤药　　　　　　　D.烷化剂

9.下列药物中哪个不是植物来源的抗肿瘤药（　　）

    A. 喜树碱　　　　　　　　　　B. 依托泊苷

    C. 阿糖胞苷　　　　　　　　　　D. 长春新碱

10.下列关于注射用头孢哌酮钠舒巴坦钠用法用量正确的有（　　）

    A. 在治疗严重感染或难治性感染时，头孢哌酮/舒巴坦的每日剂量可增加到 8 g

    B. 舒巴坦每日推荐最大剂量为 5g

    C. 肾功能明显降低的患者无需调整剂量

    D. 乳酸钠林格注射液不可作为头孢哌酮/舒巴坦静脉注射液的溶媒

11.肠外营养中，脂肪乳供能不应超过非蛋白体系供能的百分之（　　）

    A. 30%　　　　　　B. 40%　　　　　　C. 50%　　　　　　D. 60%

12.下列只需一日一次给药频率的药物有（　　）

    A.注射用头孢唑林钠　　　　　　B.注射用头孢哌酮钠舒巴坦钠

    C.莫西沙星注射液　　　　　　　D.甲硝唑氯化钠注射液

13.下列药物不应长期用于儿童的有（　　）

    A.注射用头孢呋辛酯　　　　　　B.盐酸氨溴索注射液

    C.地塞米松磷酸钠注射液　　　　D.注射用哌拉西林钠他唑巴坦纳

14.下列不适宜应用肠外营养的是（　　）

    A.接受大剂量放、化疗的营养不良患者

    B.心血管功能紊乱尚未控制的患者

    C.进行骨髓移植患者

    D.急性胰腺炎患者

15.非蛋白质热卡是指（　　）

    A.脂肪与碳水化合物产生的能量

    B.碳水化合物所产生的能量

    C.脂肪与蛋白质产生的能量

    D.碳水化合物与蛋白质产生的能量

16.下列不属于肝用氨基酸的是（　　）

    A.复方氨基酸注射液（3AA）　　　B.复方氨基酸注射液（6AA）

    C.复方氨基酸注射液（9AA）　　　D.复方氨基酸注射液（20AA）

17.为减少TNA中磷酸氢钙和草酸钙沉淀的生成，下列说法正确的是（　　）

  A.钙制剂选用葡萄糖酸钙

  B.磷制剂选用甘油磷酸钠

  C.避免往肠外营养中添加大剂量的维生素C

  D.以上均是

18.下列关于糖脂比说法不正确的是（　　）

  A.即葡萄糖和脂肪乳质量的比值

  B.一般情况下，糖脂比为（1~2）∶1

  C.脂肪占比一般不超过60%

  D.糖脂比过低容易造成代谢并发症如酮症酸中毒

19.为保证肠外营养制剂的稳定性，应控制氨基酸浓度（　　）

  A.≥0.5%   B.≥1.5%   C.≥2.5%   D.≤2.5%

20.下列哪种情况机体对水的需求量减少（　　）

  A.严重烧伤   B.心功能不全

  C.发热   D.严重腹泻

21.以下说法，错误的是（　　）

  A.冷藏贮存阿昔洛韦会产生沉淀，沉淀在室温下不可恢复溶解

  B.氨茶碱在室温下贮存，不能冷藏，否则可能结晶

  C.未开启的葡萄糖酸钙应在室温下贮存，防止冷冻

  D.苯磺顺阿曲库铵需冷藏，但要防止冷冻

22.下列说法，错误的是（　　）

  A.在低pH条件下主要受H^+催化

  B.在高pH时主要受OH^-催化

  C.pH中等时受H^+和OH^-共同催化

  D.pH接近中性范围时降解速率通常较快

23.下列哪个药物可用脂肪乳静脉注射液溶解配伍（　　）

  A.葡萄酸钙注射液   B.脂溶性维生素注射液

  C.氯化钙注射液   D.硫酸镁注射液

24.下列药物配伍中可产生变色反应的是（　　）

  A.维生素K_1注射液+维生素C注射液

  B.注射用头孢呋辛+地塞米松磷酸钠注射液

  C.注射用奥美拉唑钠+维生素B_6注射液

  D.利巴韦林注射液+地塞米松磷酸钠注射液

25.下列药物连续输注不需要冲管的是（ ）

  A.三磷酸腺苷二钠注射液+维生素B_6注射液

  B.注射用丁二磺酸腺苷蛋氨酸+多烯磷脂酰胆碱注射液

  C.地塞米松磷酸钠注射液+葡萄糖酸钙注射液

  D.10%氯化钾注射液+碳酸氢钠注射液

26.注射用阿莫西林与葡萄糖注射液配伍会产生（ ）

  A.氧化还原反应   B.水解反应

  C.沉淀   D.变色

27.胞磷胆碱注射液与葡萄糖酸钙注射液配伍会产生（ ）

  A.氧化还原反应   B.水解反应

  C.变色   D.络合与螯合反应

28.下列属于第二代质子泵抑制剂的是（ ）

  A.奥美拉唑   B.兰索拉唑

  C.艾司奥美拉唑   D.泮托拉唑

29.上市的静脉PPIs中，不能同时满足静脉滴注和静脉注射两种给药途径的品种是（ ）

  A.奥美拉唑   B.兰索拉唑

  C.艾司奥美拉唑   D.泮托拉唑

30.PPIs主要经过CYP2C19代谢，以下药物对该酶依赖性最小的是（ ）

  A.奥美拉唑   B.兰索拉唑

  C.艾司奥美拉唑   D.雷贝拉唑

31.患者，女，20岁，诊断慢性浅表性胃炎，幽门螺杆菌（＋），不适宜用于Hp根治术的是（ ）

  A.奥美拉唑注射液   B.奥美拉唑肠溶胶囊

  C.艾司奥美拉唑肠溶胶囊   D.兰索拉唑肠溶片

32.地塞米松磷酸钠注射液主要适应证不包括（ ）

  A.严重感染及中毒   B.严重支气管哮喘

  C.活动性风湿病   D.发热

33.氢化可的松注射液100mg（20ml）用于静脉滴注，合适的溶媒剂及其剂量是（　　）

    A. 0.9氯化钠注射液50ml　　　　B. 0.9氯化钠注射液100ml

    C. 0.9氯化钠注射液250ml　　　D. 0.9氯化钠注射液500ml

34.内源性糖皮质激素基本结构为孕甾烷，其他共同结构特点描述错误的是（　　）

    A. 共同结构特点有C_3位点有酮基

    B. 共同结构特点有C_4与C_5之间有双键

    C. 可的松化学结构C_1与C_2位点引入双键，可转变为泼尼松龙

    D. 泼尼松龙化学结构C_6位点H原子被甲基取代，则变成甲泼尼龙

35.不属于中效糖皮质激素的是（　　）

    A. 泼尼松　　　　　　　　　　B. 倍他米松

    C. 甲泼尼龙　　　　　　　　　D. 泼尼松龙

36.关于糖皮质激素注射液描述错误的是（　　）

    A. 磷酸钠盐或琥珀酸钠盐，属于水溶性钠盐可增加其水溶性

    B. 水溶性高的GCs常用于静脉滴注或肌内注射，快速起效

    C. 醋酸地塞米松注射液属于混悬型注射液

    D. GCs混悬型注射液，药物溶解度小，在体内可缓慢溶解、吸收，一般可通过肌肉、关节、静脉注射给药

37.静注人免疫球蛋白，适宜选择溶媒是（　　）

    A. 0.9%氯化钠注射液　　　　　B. 5%葡萄糖注射液

    C. 复方氯化钠注射液　　　　　D. 葡萄糖氯化钠注射液

38.下列药品中，哪种不可用于注射给药途径（　　）

    A. 人凝血因子Ⅷ　　　　　　　B. 狂犬病人免疫球蛋白

    C. 凝血酶冻干粉　　　　　　　D. 人血白蛋白

39.下列血液制品适用于甲型血友病治疗的是（　　）

    A. 人凝血因子Ⅷ　　　　　　　B. 人凝血因子Ⅸ

    C. 凝血酶冻干粉　　　　　　　D. 人凝血因子Ⅹ

40.血浆蛋白在新鲜血浆中含量约为（　　）

    A. ≥20g/L　　　　　　　　　　B. ≥40g/L

    C. ≥50g/L　　　　　　　　　　D. ≥70g/L

41.下列关于免疫球蛋白描述错误的是（　　）

  A.IgA 分子量（kDa）160，半衰期约为6天

  B.IgD 分子量（kDa）184，半衰期约为3天

  C.IgE 其功能特点可参与二次免疫应答

  D.IgM 其功能特点可参与初次免疫应答

42.下列各药物中哪个（　　）属于碳青霉烯类抗生素

  A.舒巴坦   B.亚胺培南

  C.克拉维酸   D.庆大霉素

43.下列哪种手术（　　）宜预防性应用抗生素

  A.疝修补术   B.甲状腺腺瘤摘除术

  C.乳房纤维腺瘤切除术 D.开放性骨折清创内固定术

44.静脉滴注给予两性霉素B，静脉滴注时间应控制在（　　）

  A.1 小时以上   B.2 小时以上

  C.4 小时以上   D.6 小时以上

45.Ⅰ类切口手术一般不预防使用抗菌药物，确需使用时，总预防用药时间一般不超过（　　）

  A.24 小时   B.12 小时

  C.36 小时   D.48 小时

46.肾功能减退时按原剂量应用的药物是（　　）

  A.阿莫西林   B.利奈唑胺

  C.苯唑西林   D.红霉素

47.下列关于肾康注射液用法描述不正确的是（　　）

  A.一次100ml（5支），使用时用10%葡萄糖注射液稀释

  B.糖尿病患者可以改用0.9%氯化钠注射液稀释

  C.妊娠期妇女及哺乳期妇女禁用

  D.首次用药，可以加快滴注

48.下列给药途径描述正确的是（　　）

  A.醒脑静注射液可以肌内注射

  B.参麦注射液泵内及骶管注射

  C.参附注射液未进行稀释直接静脉滴注

  D.银杏内酯注射液可以直接静脉注射

49.下列关于中药注射剂描述不正确的是（　　）

    A.华蟾素注射液有一定的心脏毒性，对于有心脏基础疾病的患者应加强监护，定期监测心电图、心功能及心肌损伤标志物

    B.华蟾素注射液应选用葡萄糖注射液稀释，静脉刺激性较大，建议使用深静脉或中心静脉输注

    C.丹参酮ⅡA，静脉滴注20mg，用5%葡萄糖250ml稀释，一日2次

    D.丹参酮ⅡA禁与含镁、铁、钙等重金属的药物配伍使用

50.丹参川芎嗪注射液用法用量及疗程下列描述不正确的是（　　）

    A.每次5～10ml，加入0.9%生理盐水或5%～10%葡萄糖注射液250ml进行稀释，1次/日，静脉滴注

    B.脑梗死患者建议使用0.9%生理盐水进行稀释，冠心病患者可使用0.9%生理盐水或5%～10%葡萄糖注射液进行稀释，若合并糖尿病血糖控制不佳者建议用0.9%生理盐水进行稀释

    C.建议滴速不高于40滴/分，心功能不全者建议20～30滴/分。建议用药疗程不超过14天

    D.可以和碱性注射剂一起配伍使用，如注射用泮托拉唑钠、肌苷注射液、呋塞米注射液、头孢拉定注射液等

二、多选题

1.可用于紫杉醇注射液预处理预防过敏的药物有（　　）

    A.雷尼替丁　　　　　　　　B.苯海拉明

    C.维生素B_{12}　　　　　　　　D.地塞米松

2.抗肿瘤药物分为哪几类进行分级管理（　　）

    A.普通使用级　　　　　　　B.非限制使用级

    C.限制使用级　　　　　　　D.特殊使用级

3.下列不宜采用静脉滴注方式给药的药物是（　　）

    A.维生素B_1注射液　　　　　B.弥可保注射液

    C.注射用万古霉素　　　　　D.卡铂注射液

4.肠外营养的审核要点包括（　　）

    A.患者有无使用肠外营养的禁忌证

    B.配伍是否合理

    C.营养素的选择是否合理

D.营养素的用量及配比是否合理

5.下列属于光敏感药物的是（　　）

  A.硝苯地平   B.硝普钠

  C.维生素A   D.辅酶Q

6.以下哪个质子泵抑制剂具备预防NSAIDs相关性溃疡的适应证（　　）

  A.雷贝拉唑   B.奥美拉唑

  C.艾司奥美拉唑   D.泮托拉唑

7.GCs与下列哪些药物存在相互作用，导致GCs的代谢速率加快（　　）

  A.利福平   B.苯妥英

  C.红霉素   D.环孢素

8.人凝血酶原复合物主要包含哪几种凝血因子（　　）

  A.凝血因子Ⅱ   B.凝血因子Ⅶ

  C.凝血因子Ⅸ   D.凝血因子Ⅹ

9.抗生素的选药依据包括（　　）

  A.细菌学涂片检查   B.细菌培养

  C.分离病原体   D.常规药敏试验

10.下列关于舒肝宁注射液描述正确的是（　　）

  A.10%葡萄糖注射液250～500ml稀释，静脉滴注

  B.宜从较小剂量开始，成人40～60滴/分，儿童10～20滴/分

  C.症状缓解后可肌内注射，2～4ml/d

  D.应即配即用，不宜长时间放置

三、案例题

案例1

（1）患者信息 性别：男 年龄：50岁

（2）临床诊断 非小细胞肺癌Ⅳ期

（3）处方用药

0.9%氯化钠注射液100ml+紫杉醇注射液210mg，ivgtt

案例2

（1）患者信息 性别：男 年龄：31岁

（2）临床诊断 鼻咽恶性肿瘤

（3）处方用药

5%葡萄糖注射液250ml+尼妥珠单抗注射液100mg，ivgtt

案例3

（1）患者信息　性别：男　　年龄：60岁

（2）临床诊断　发热

（3）处方用药

通用名	规格	用量	用法	频次
复方氨基酸注射液（18AA-Ⅱ）	250mg：25.90g	300ml	ivgtt	qd
10%葡萄糖注射液	500ml：50g	300ml	ivgtt	qd
多种微量元素注射液	10ml	10ml	ivgtt	qd
甘油磷酸钠注射液	10ml	10ml	ivgtt	qd
多种油脂肪乳注射液	100ml	100ml	ivgtt	qd
10%葡萄糖酸钙注射液	10ml：1g	10ml	ivgtt	qd
注射用多种维生素（12）	复方	1瓶	ivgtt	qd
人胰岛素注射液	10ml：400单位	20单位	ivgtt	qd
维生素C注射液	2ml：0.5g	400mg	ivgtt	qd

案例4

（1）患者信息　性别：女　　年龄：3个月

（2）临床诊断　新生儿短暂性心肌缺血

（3）处方用药

通用名	规格	用量	用法	频次
50%葡萄糖注射液	20ml：10g	65ml	ivgtt	qd
小儿复方氨基酸注射液（19AA-I）	20ml：1.2g	40ml	ivgtt	qd
多种油脂肪乳注射液	100ml	10ml	ivgtt	qd
10%氯化钠注射液	10ml：1g	20ml	ivgtt	qd
10%葡萄糖酸钙注射液	10ml：1g	10ml	ivgtt	qd
人胰岛素注射液	10ml：400单位	5单位	ivgtt	qd

案例5

（1）患者信息　性别：男　　年龄：60岁

（2）临床诊断　反流性食管炎

（3）用药处方

注射用奥美拉唑20mg+维生素C注射液500mg+0.9%氯化钠注射液100ml ivgtt

案例6

（1）患者信息　性别：男　　年龄：70岁

（2）临床诊断　膝骨关节炎

（3）处方用药

关节腔注射：1%利多卡因注射液1ml+倍他米松磷酸钠注射液（4mg∶1ml）1ml+0.9%氯化钠注射液1ml，once

案例7

（1）患者信息　性别：男　　年龄：80岁，体重50kg

（2）临床诊断　重症肺炎（腺病毒感染）

（3）处方用药

氨溴索注射液	15mg	ivgtt	bid
吸入用复方异丙托溴铵溶液	2.5ml	雾化吸入	bid
吸入用布地奈德混悬液	2mg	雾化吸入	bid
静注人免疫球蛋白	20g	ivgtt	qd

案例8

（1）患者信息　性别：男　　年龄：38岁

（2）临床诊断　急性腹膜炎

（3）处方用药

注射用头孢西丁钠2.0g+0.9%氯化钠注射液100ml，ivgtt，bid

甲硝唑氯化钠注射液100ml，ivgtt，bid

案例9

（1）患者信息　性别：男　　年龄：5岁

（2）临床诊断　疱疹性咽峡炎

（3）处方用药

头孢唑林1.0g+0.9%氯化钠注射液100ml，ivgtt，bid

案例10

（1）患者信息　性别：男　　年龄：92岁

（2）临床诊断　左髋部外伤，糖尿病

（3）处方用药

生脉注射液50ml+5%葡萄糖注射液250ml+胰岛素注射液4IU，ivgtt，qd

模拟试卷三

一、单选题

1. 关于注射用奥美拉唑钠表述错误的是（　　）

A. 本品仅供静脉滴注

B. 对本品过敏者禁用，但必要时可跟阿扎那韦合用

C. 静脉滴注时，一次40mg，每日1～2次

D. 本品适用于消化性溃疡出血，吻合口溃疡出血

E. 肾功能受损者无须调整剂量

2. 以下关于多烯磷脂酰胆碱注射液叙述错误的是（　　）

A. 本品可用于静脉注射或静脉输注

B. 可用电解质溶液（生理盐水或林格液）稀释

C. 可用5%、10%葡萄糖溶液和5%木糖醇溶液稀释

D. 新生儿和早产儿禁用

E. 若用其他输液配制，混合液pH不得低于7.5

3. 维生素C注射液可以与哪些药物配伍（　　）

A. 肌苷注射液

B. 维生素K_1注射液

C. 维生素B_6注射液

D. 碳酸氢钠注射液

E. 氨茶碱注射液

4. 以下关于紫杉醇注射液叙述错误的是（　　）

A. 紫杉醇注射液在滴注前不必加以稀释

B. 紫杉醇注射液稀释于0.9%氯化钠注射液或5%葡萄糖注射液

C. 治疗前应先采用肾上腺皮质类激素、苯海拉明和H_2受体拮抗剂治疗

D. 与铂化合物联合使用时，应当先用紫杉醇注射液

E. 与红霉素合用时，紫杉醇的药代动力学会发生改变

5. 有关注射用紫杉醇脂质体说法错误的是（　　）

A. 溶媒为电解质溶液

B. 配制时，抽适量溶媒溶解，置专用的震荡器中，直到药液完全溶解

后，再注入溶媒中

    C. 为预防过敏，使用本品前，可静脉注射地塞米松5~10mg

    D. 本品溶解后，在室温24小时内稳定

    E. 能与顺铂联合用于不能手术或放疗的非小细胞肺癌患者的一线化疗

6. 注射用异环磷酰胺用法错误的是（　　）

    A. 本品可用0.9%氯化钠注射液500~1000ml稀释

    B. 妊娠及哺乳期妇女禁用

    C. 静脉滴注时间应在30分钟以内

    D. 适用于乳腺癌、恶性淋巴瘤和肺癌

    E. 本品水溶液不稳定，须现配现用

7. 下列关于注射用雷替曲塞说法错误的是（　　）

    A. 推荐剂量为$3mg/m^2$

    B. 推荐剂量为$2mg/m^2$

    C. 用50~250ml溶液稀释后静脉输注

    D. 可用0.9%氯化钠注射液或5%葡萄糖注射液溶解稀释

    E. 体外试验未发现与华法林有相互作用

8. 为避免磷酸氢钙沉淀的生成，在选用钙磷制剂时，建议选用有机钙和有机磷制剂，并控制在钙、磷同时存在时钙磷离子的浓度乘积始终小于（　　）

    A. 52mmol/L   B. 72mmol/L

    C. 92mmol/L   D. 112mmol/L

9. TNA的最终pH宜控制在（　　）

    A. 3~4   B. 4~5   C. 5~6   D. 6~7

10. 一般来说，健康成人对氨基酸的需要量是（　　）

    A. 0.8~1.0g/（kg·d）   B. 0.9~1.0g/（kg·d）

    C. 0.8~1.2g/（kg·d）   D. 0.9~1.2g/（kg·d）

11. 葡萄糖在TNA中的浓度宜控制在（　　）

    A. 0.3%~20.0%   B. 1.3%~21.0%

    C. 2.3%~22.0%   D. 3.3%~23.0%

12. 丙氨酰谷氨酰胺不得作为肠外营养中唯一的氨基酸来源，应与复方氨基酸合用，它所供给的氨基酸量不应超过全部氨基酸供给量的（　　）

    A. 5%   B. 20%   C. 40%   D. 60%

13.在TNA中加入胰岛素时，一般葡萄糖（g）与胰岛素（IU）的比值为（　　）

    A.（4~9）∶1　　　　　　　　　B.（5~10）∶1

    C.（6~11）∶1　　　　　　　　　D.（7~12）∶1

14.渗透压高于（　　）时，应通过中心静脉置管（CVC）输注

    A. 880mOsm/L　　　　　　　　B. 890mOsm/L

    C. 900mOsm/L　　　　　　　　D. 910mOsm/L

15.为确保肠外营养液的稳定性，TNA中总的氨基酸浓度不应低于（　　）

    A. 5.5%　　　　　　B. 4.5%　　　　　　C. 3.5%　　　　　　D. 2.5%

16.为了减轻甲氨蝶呤的毒性反应所用的救援剂是（　　）

    A. 叶酸　　　　　　　　　　　B. 维生素C

    C. 硫酸亚铁　　　　　　　　　D. 亚叶酸钙

17.环磷酰胺在体内转化为烷化作用强的代谢物是（　　）

    A. 4-羟环磷酰胺　　　　　　　B. 醛磷酰胺

    C. 磷酰胺氮芥　　　　　　　　D. 氮芥

18.下列不是吡柔比星的给药途径的是（　　）

    A. 鞘内注射　　　　　　　　　B. 动脉注射

    C. 膀胱内注射　　　　　　　　D. 静脉注射

19.以下属于抗血管生成的抗肿瘤药物为（　　）

    A. 纳武利尤单抗　　　　　　　B. 帕博利珠单抗

    C. 卡瑞利珠单抗　　　　　　　D. 贝伐珠单抗

20.下列需使用5%葡萄糖注射液配制使用的药物（　　）

    A. 紫杉醇脂质体　　　　　　　B. 培美曲塞

    C. 表柔比星　　　　　　　　　D. 白蛋白结合型紫杉醇

21.患者输注伊立替康后（24小时内）出现腹部疼痛伴腹泻，则建议处理措施为（　　）

    A. 口服洛哌丁胺　　　　　　　B. 肌内注射屈他维林

    C. 皮下注射阿托品　　　　　　D. 口服蒙脱石散

22.卡瑞利珠单抗联合化疗时，卡瑞利珠单抗应在（　　）给药

    A. 化疗前给药，卡瑞利珠单抗用完立即给予化疗

    B. 化疗前给药，与化疗间隔30分钟

C.化疗后给药，与化疗间隔20分钟

D.化疗后给药，与化疗间隔10分钟

23.患者，男，76岁。诊断为肺恶性肿瘤，患者心功能不全，在给患者拟定化疗方案时，尽可能不选的药物是（　　）

  A.博来霉素　　　　　　　　　B.顺铂

  C.长春新碱　　　　　　　　　D.多柔比星

24.关于化疗药物的用药顺序，以下说法不正确的是（　　）

  A.TAC方案：阿霉素→环磷酰胺→紫杉醇

  B.FOLFOX方案：奥沙利铂→亚叶酸钙→5–氟尿嘧啶

  C.TH方案：多西他赛→曲妥珠单抗

  D.AT方案：阿霉素→紫杉醇

25.下列关于亚胺培南西司他丁输注时间错误的是（　　）

  A.当亚胺培南剂量≤500mg时，输注时间持续20～30分钟

  B.当亚胺培南剂量为500～1000mg时，输注时间持续40～60分钟

  C.大剂量给药时，延长输注时间有利于提高抗菌活性

  D.如患者在输注过程中出现恶心症状，可加快输注速度

26.蔗糖铁注射液的适宜载体为（　　）

  A.5%葡萄糖注射液　　　　　　B.0.9%氯化钠注射液

  C.10%葡萄糖注射液　　　　　　D.林格式液

27.下列哪个为肾病型氨基酸（　　）

  A.复方氨基酸注射液（6AA）

  B.复方氨基酸注射液（9AA）

  C.小儿复方氨基酸注射液（18AA–Ⅱ）

  D.复方氨基酸注射液（18AA）

28.TNA中的一价阳离子浓度应（　　）

  A.≤130mmol/L　　　　　　　　B.≤140mmol/L

  C.≤150mmol/L　　　　　　　　D.≤160mmol/L

29.下列药物中不能与氯化钠注射液配伍的药物是（　　）

  A.注射用青霉素　　　　　　　B.注射用呋塞米

  C.注射用奈达铂　　　　　　　D.卡铂注射液

30. 肝功能减退患者应避免使用的药物是（　　）

    A. 米卡芬净　　　　　　　　　　B. 两性霉素B

    C. 左氧氟沙星　　　　　　　　　D. 头孢他啶

31. 蒽环类抗肿瘤抗生素不包括（　　）

    A. 多柔比星　　　　　　　　　　B. 柔红霉素

    C. 吡柔比星　　　　　　　　　　D. 多西他赛

32. 下列抗菌药物中，只需一日一次给药频率的有（　　）

    A. 注射用头孢唑林钠　　　　　　B. 注射用头孢哌酮钠舒巴坦钠

    C. 注射用头孢曲松　　　　　　　D. 注射用头孢呋辛

33. 下列各药物中（　　）属于碳青霉烯类抗生素

    A. 利奈唑胺　　　　　　　　　　B. 美罗培南

    C. 阿米卡星　　　　　　　　　　D. 氨曲南

34. 下列哪种手术中宜预防性应用抗生素的是（　　）

    A. 疝修补术　　　　　　　　　　B. 甲状腺腺瘤摘除术

    C. 乳房纤维腺瘤切除术　　　　　D. 结肠癌根治术

35. 肾功能减退时按原剂量应用的药物是（　　）

    A. 亚胺培南　　　　　　　　　　B. 米卡芬净

    C. 庆大霉素　　　　　　　　　　D. 万古霉素

36. 下列关于糖皮质激素说法正确的是（　　）

    A. 应避免联合使用三环类抗抑郁药

    B. 减少胃肠道刺激，应避免联合使用NSAIDs类药物

    C. 联用卡马西平可降低GCs的代谢速率

    D. 应避免联合免疫抑制剂

37. 下列中成药注射剂只推荐0.9%氯化钠注射液为溶媒的是（　　）

    A. 舒肝宁注射液　　　　　　　　B. 生脉注射液

    C. 复方苦参注射液　　　　　　　D. 大株红景天注射液

38. 下列中成药注射剂只推荐5%葡萄糖注射液为溶媒的是（　　）

    A. 注射用丹参多酚酸　　　　　　B. 鸦胆子油乳注射液

    C. 注射用红花黄色素　　　　　　D. 大株红景天注射液

39. 静注人免疫球蛋白可选择溶媒是（　　）

    A. 0.9%氯化钠注射液　　　　　　B. 5%葡萄糖注射液

C. 复方氯化钠注射液　　　　　　D. 葡萄糖氯化钠注射液

40. 下列不属于人血白蛋白的适应证的是（　　）

A. 低白蛋白血症　　　　　　　　B. 新生儿高胆红素血症

C. 营养不良　　　　　　　　　　D. 急性呼吸窘迫综合征

41. Ⅰ类切口手术一般不预防使用抗菌药物，确需使用时，总预防用药时间一般不超过（　　）小时

A. 12　　　　　　B. 24　　　　　　C. 36　　　　　　D. 48

42. 下列药物中，不会引起双硫仑反应的是（　　）

A. 头孢曲松　　　　　　　　　　B. 头孢米诺

C. 头孢克肟　　　　　　　　　　D. 甲硝唑

43. 下列药物中，使用前不需要进行预处理的是（　　）

A. 紫杉醇注射液　　　　　　　　B. 紫杉醇脂质体

C. 白蛋白结合型紫杉醇　　　　　D. 多西他赛注射液

44. 氢化可的松注射液必须用（　　）倍体积的溶媒稀释后使用

A. 10　　　　　　B. 15　　　　　　C. 20　　　　　　D. 25

45. 下列不能作为头孢曲松溶媒的是（　　）

A. 0.9%氯化钠注射液　　　　　　B. 复方氯化钠注射液

C. 5%葡萄糖注射液　　　　　　　D. 10%葡萄糖注射液

46. 以下关于万古霉素输液浓度正确的是（　　）

A. ≤1mg/ml　　　　　　　　　　B. ≤5mg/ml

C. ≤10mg/ml　　　　　　　　　　D. ≤15mg/ml

47. 下列药物中可与奥美拉唑联合使用的有（　　）

A. 万古霉素　　　　　　　　　　B. 甲氨蝶呤

C. 厄洛替尼　　　　　　　　　　D. 吉非替尼

48. 下列药物属于细胞周期特异性药物的是（　　）

A. 烷化剂　　　　　　　　　　　B. 紫杉醇类

C. 抗肿瘤抗生素　　　　　　　　D. 铂类

49. 下列药物中受CYP2C19影响最小的是（　　）

A. 奥美拉唑　　　　　　　　　　B. 艾司奥美拉唑

C. 泮托拉唑　　　　　　　　　　D. 艾普拉唑

50.下列不属于紫杉醇注射液预处理用药的是（　　）

  A.地塞米松   B.苯海拉明

  C.艾普拉唑   D.西咪替丁

二、多选题

1.下面关于注射用奥沙利铂的说法正确的有（　　）

  A. 可用溶媒有0.9%氯化钠注射液和5%葡萄糖注射液

  B. 与5-氟尿嘧啶和亚叶酸联合应用：一线治疗转移性直肠癌

  C. 哺乳期妇女禁用

  D. 在第一疗程前已有骨髓抑制者禁用

  E. 红霉素不得与本品联合使用

2.关于注射用伏立康唑的用法用量，下列说法正确的是（　　）

  A. 200mg+0.9%氯化钠注射液50ml，bid

  B. 200mg+0.9%氯化钠注射液100ml，bid

  C. 200mg+0.9%氯化钠注射液250ml，bid

  D. 200mg+5%葡萄糖注射液100ml，bid

  E. 200mg+5%葡萄糖注射液250ml，bid

3.以下为临床常用的小儿用氨基酸有（　　）

  A.小儿复方氨基酸注射液（18AA-Ⅰ）

  B.小儿复方氨基酸注射液（18AA-Ⅱ）

  C.小儿复方氨基酸注射液（19AA-Ⅰ）

  D.复方氨基酸注射液（9AA）

4.可被机体利用的碳水化合物主要包括（　　）

  A.甘油   B.山梨醇

  C.葡萄糖   D.果糖

5.铂类药物的典型不良反应包括（　　）

  A. 恶心、呕吐   B.肾毒性

  C. 神经毒性   D.低镁血症

6.下列要求通过无菌过滤器（孔径0.2或0.22μm）输注的药物（　　）

  A. 特瑞普利单抗   B. 维迪西妥单抗

  C. 替雷利珠单抗   D. 紫杉醇注射液

7.下列药物中，必须使用0.9%氯化钠注射液作为溶媒的有（　　）

    A.注射用紫杉醇（白蛋白结合型）　　B.注射用紫杉醇脂质体

    C.注射用醋酸卡泊芬净　　　　　　　D.帕妥珠单抗注射液

8.下列哪些药物不可以加入到肠外营养中的有（　　）

    A.两性霉素　　　　　　　　　　　B.维生素C注射液

    C.胰岛素　　　　　　　　　　　　D.蔗糖铁注射液

9.肾功能减退患者应用抗菌药物的基本原则有（　　）

    A.药物主要经肝脏清除或代谢，肝功能减退时清除减少，并可导致毒性反应的发生，肝功能减退患者应避免使用此类药物

    B.药物主要由肝脏清除，肝功能减退时清除明显减少，但并无明显毒性反应发生，肝病患者应避免使用此类药物

    C.药物经肝、肾两途径清除，但药物本身的毒性不大，严重肝病患者需减量应用

    D.药物主要由肾排泄，肝功能减退者不需调整剂量

10.以下药品中需要避光输注的有（　　）

    A.盐酸阿扎司琼注射液

    B.注射用两性霉素B

    C.甲钴胺注射液

    D.辅酶Q_{10}氯化钠注射液

三、案例题

案例1

（1）患者信息　　性别：男　　年龄：60岁。身高：170cm。体重：65kg。

（2）临床诊断　　乙状结肠癌多发转移，pMMR，KRAS pG12C突变

（3）处方用药

| 0.9%氯化钠注射液 | 500ml | ivgtt | st |
| 西妥昔单抗注射液 | 700mg | | |

案例2

（1）患者信息　　性别：女　　年龄：43岁。身高：162cm。体重：55kg。

（2）临床诊断　　卵巢高级别浆液性癌

（3）处方用药

| 5%葡萄糖注射液 | 500ml | ivgtt | st |

紫杉醇注射液	270mg		
地塞米松磷酸钠注射液	20mg	ivgtt	化疗前30分钟
5%葡萄糖注射液	100ml		
盐酸苯海拉明注射液	50mg	im	化疗前30分钟
注射用艾普拉唑	20mg	ivgtt	化疗前30分钟
0.9%氯化钠注射液	100ml		

案例3

（1）患者信息　性别：女　年龄：10岁

（2）临床诊断　支气管炎

（3）处方用药

盐酸莫西沙星氯化钠注射液	0.2g	ivgtt	qd

案例4

（1）患者信息　性别：女　年龄：50岁。既往有青霉素过敏史，表现为皮疹。

（2）临床诊断　宫颈癌

（3）处方用药

甲硝唑氯化钠注射液	0.5g	ivgtt	术前30分钟
注射用拉氧头孢	1g	ivgtt	术前30分钟
0.9%氯化钠注射液	100ml		

案例5

（1）患者信息　性别：男　年龄：45岁

（2）临床诊断　发热

（3）处方用药

脂肪乳注射液（$C_{14\sim24}$）（20%）	100ml	ivgtt	qd
50%葡萄糖注射液	200ml	ivgtt	qd
复方氨基酸（15）双肽（2）注射液（500ml：67g）			
	200ml	ivgtt	qd
10%氯化钠注射液	70ml	ivgtt	qd
多种微量元素注射液	10ml	ivgtt	qd
人胰岛素注射液	30单位	ivgtt	qd
注射用多种维生素（12）	1瓶	ivgtt	qd

案例6

（1）患者信息　　性别：男　　年龄：1岁

（2）临床诊断　　皮肤过敏

（3）处方用药

10%葡萄糖注射液	20.2ml	ivgtt	qd
50%葡萄糖注射液	15ml	ivgtt	qd
10%氯化钠注射液	2ml	ivgtt	qd
10%氯化钾注射液	3ml	ivgtt	qd
小儿复方氨基酸注射液（19AA–I）（20ml：1.2g）			
	50ml	ivgtt	qd
10%葡萄糖酸钙注射液	10ml	ivgtt	qd
注射用水溶性维生素	0.1瓶	ivgtt	qd
脂溶性维生素注射液（I）	1ml	ivgtt	qd
多种油脂肪乳注射液（20%）	15ml	ivgtt	qd

案例7

（1）患者信息　　性别：女　　年龄：55岁

（2）临床诊断　　胃食管反流

（3）处方用药

5%葡萄糖注射液	100ml	ivgtt	qd
注射用兰索拉唑	30mg	ivgtt	qd

案例8

（1）患者信息　　性别：女　　年龄：44岁

（2）临床诊断　　急性过敏性皮炎

（3）处方用药

0.9%氯化钠注射液	250ml	ivgtt	st
氢化可的松注射液（10mg：2ml）	100mg	ivgtt	st

案例9

（1）患者信息　　性别：女　　年龄：22岁。体重：50 kg。患者自诉经常咳嗽、腹泻、腹胀及皮肤瘙痒。

（2）临床诊断　　原发性血小板减少性紫癜

（3）处方用药

静注人免疫球蛋白	10g	ivgtt	qd
0.9%氯化钠注射液	200ml	ivgtt	qd

案例10

（1）患者信息　　性别：男　　　年龄：62岁

（2）临床诊断　　肝癌术后

（3）处方用药

复方苦参注射液	20ml	ivgtt	qd
5%葡萄糖注射液	250ml	ivgtt	qd

模拟试卷一参考答案

一、单选题

1. C **解析：** 奥沙利铂可与氯化钠注射液中的氯离子发生取代反应，并同时进行水合作用，使奥沙利铂的疗效降低，不良反应增加，因此必须用5%葡萄糖溶液稀释，不得用盐溶液配制或稀释。

2. A **解析：** 曲妥珠单抗的适应证为HER-2阳性的转移性乳腺癌。

3. B **解析：** 美司钠的适应证为预防氧氮磷环（oxazaphosphrine）类化疗药物（包括异环磷酰胺、环磷酰胺等）引起的泌尿道毒性。在肿瘤的化疗中使用环磷酰胺时应当同时使用美司钠。

4. C **解析：** 培美曲塞导致嘌呤和嘧啶合成障碍，使细胞分裂停止在S期，然后再用细胞周期非特异性的顺铂杀灭残存的肿瘤细胞。先用顺铂会导致培美曲塞的肾脏排泄减慢，相关毒副作用会增加。

5. C **解析：** 骨髓抑制是最常见的不良反应。

6. B **解析：** 顺铂主要经肾排泄，应用时需大量输液水化，以减低肾毒性。肾功能不全者禁用顺铂。

7. C **解析：** 使用贝伐珠单抗可能出现伤口愈合及手术并发症（包括严重及致死性的）的几率会增加。出现伤口愈合并发症的患者应暂停贝伐珠单抗直至伤口完全痊愈。预计进行择期手术时应暂停贝伐珠单抗治疗。为了避免出现影响伤口愈合或伤口开裂的风险，在贝伐珠单抗治疗停止后和进行择期手术之间的最适当的间隔时间，目前还没有定论。手术前至少停药28天。手术后至少28天及伤口完全恢复之前不能使用贝伐珠单抗。

8. B **解析：** 每瓶注射用紫杉醇（白蛋白结合型）须用0.9%氯化钠注射液分散溶解。

9. A **解析：** 注射液兰索拉唑通常成年人一次30mg，用0.9%氯化钠注射液100ml溶解后，一日2次，推荐静滴时间30分钟，疗程不超过7天。

10. A **解析：** 注射液奥沙利铂只能用5%葡萄糖等渗溶液稀释，不能用碱溶液或氯化钠溶液或含氯离子溶液配制。

11. A **解析：** 在肠外营养中，氨基酸是不可或缺的组分。一方面提供合成蛋白质所需的必要成分，另一方面氨基酸在整个体系中的浓度≥2.5%可维持肠外营养的稳定性。

12. A **解析：**小儿肠外营养应用指征可分为消化道疾病和非消化道疾病。

13. D **解析：**复方氨基酸注射液（6AA）是肝用氨基酸，方氨基酸注射液（9AA）是肾用氨基酸，小儿复方氨基酸注射液（18AA–Ⅱ）是小儿用氨基酸。

14. A **解析：**肠外营养主要由葡萄糖和脂肪乳供能，脂肪乳一般供能占总能量的25%~40%。

15. B **解析：**葡萄糖可被机体大部分细胞利用，是目前唯一可以在肠外营养中使用的碳水化合物。健康成人对葡萄糖的需要量为5mg/（kg·min）。

16. D **解析：**10~13kg的儿童推荐钾的用量为20~240mmol/d。

17. D **解析：**维生素一般包括水溶性维生素（维生素B_1、维生素B_2、维生素B_6、维生素B_{12}、维生素C、生物素、叶酸、烟酸和泛酸）和脂溶性维生素（维生素A、维生素D、维生素E和维生素K）。

18. B **解析：**儿童每日推荐铁的用量为100~2500μg/（kg·d）。

19. A **解析：**TNA中的一价阳离子浓度和二价阳离子浓度分别为≤150mmol/L和≤10mmol/L。

20. C **解析：**发热不是成人肠外营养的应用指征。

21. B **解析：**热氮比是指非蛋白质热量（kcal）与氮量（g）的比值（NPC：N），一般为（100~150）：1。

22. A **解析：**维生素C，其分子的烯二醇基团具有较强的还原性，维生素K_1是醌类化合物，表现出氧化性，维生素C注射液与维生素K_1注射液的配伍发生氧化还原反应，可减弱或消除两药的疗效。

23. C **解析：**化学性配伍变化包括水解、沉淀、氧化还原、中和、络合与螯合等。

24. A **解析：**药物分子功能基团与容器表面结合点相互作用，导致药物可被容器、输液器、过滤器、注射器等表面所吸附，或进入容器材料基质中被吸附。与容器发生吸附现象的药物包括胰岛素、地西泮、放线菌素D等。

25. D **解析：**多烯磷脂酰胆碱注射液的主要成分是亚油酸、亚麻酸和油酸，与强电解质溶液（如0.9%氯化钠注射液、林格液等）配伍，盐类的离子会破坏乳化剂，使脂肪凝聚进入血液，导致微血管栓塞，所以必须用葡萄糖注射液作为溶媒。

26. C **解析：**肠外营养中加入其他药物的做法虽可减少液体的输入量，

减少因操作引起的导管感染。然而,肠外营养理化性质的复杂性决定了它与静脉用药之间在相容性方面有着复杂的相互作用。胰岛素在混合营养液中性质稳定,可与各种静脉营养制剂配伍混合。

27. B **解析**:青霉素类药物在 pH 6.0~6.5 较为稳定,pH 过高或过低,均可加速其水解,使 β-内酰胺环开环水解,导致效价降低。

28. C **解析**:维生素 C 分子中的连二烯醇结构容易释放氢原子,具有还原性。

29. A **解析**:喹诺酮类、四环素类与其钙离子络合后,会降低喹诺酮类、四环素的治疗效果。

30. A **解析**:PPI 通过特异性地与 H^+/K^+-ATP 酶中结合部位半胱氨酸残基上巯基进行不可逆的结合,形成二硫键,进而抑制 H^+/K^+-ATP 酶活性,阻断其 H^+、K^+ 交换作用,使胃壁细胞内 H^+ 无法向胃腔内转移,阻断胃酸分泌。

31. D **解析**:患者急性上消化道出血,按危险程度分层属于高危程度,病情危重,随时有失血性休克可能。按《急性上消化道出血急诊诊治流程专家共识》(2021 版)建议可采用高剂量 PPI72 小时治疗(首剂 80mg 静脉注射,然后 8mg/h 连续输注 72 小时),可以减少再出血率和病死率。

32. A **解析**:PPIs 类药物存在亚磺酰基苯并咪唑环结构,在水溶液中稳定性较差,容易受溶液 pH、温度、光线等多因素影响,发生分解或聚合反应,导致变色、浑浊或沉淀物产生。所以 PPIs 注射剂型常做成冻干粉等固体剂型,临用前配制。一般来说,质子泵抑制剂在碱性溶液中相对稳定,而在酸性溶液中容易分解,出现变色、浑浊且产生沉淀物质。常推荐使用溶媒为 0.9% 氯化钠注射液,且不宜和酸性药物配伍或序贯使用。

33. A **解析**:曲安奈德注射液均含有苯甲醇,该附加剂有抑菌、止痛等作用,用于肌内注射时可引起臀肌痉挛。

34. B **解析**:地塞米松血浆半衰期为 100~300 分钟,作用维持时间可达 36~54 小时,属于长效糖皮质激素。

35. B **解析**:地塞米松与氯化钠注射液配伍可加重地塞米松引起的水钠潴留作用,且其在 5% 葡萄糖注射液中稳定性高于 0.9% 氯化钠注射液,因此,对于一般患者建议按照说明书要求,首选 5% 葡萄糖注射液作为溶媒。

36. C **解析**:静脉滴注泼尼松冲击剂量为 500~1000mg/d,一般治疗疗程不超过 5 天。

37. C　解析：外源性GCs主要代谢过程包括5α-还原酶将4，5位双键还原位以及3α-羟类固醇脱氢酶（3α-HSD）将3位酮基还原为3α—OH等无活性代谢产物。

38. D　解析：抗凝血酶Ⅲ属于蛋白酶抑制物，主要作用是抑制凝血酶生成。

39. A　解析：人破伤风免疫球蛋白含有稳定剂、防腐剂等多种辅料，不可用于静脉给药途径，只可用于肌内注射，常在臀部肌内注射。

40. C　解析：人血白蛋白溶液黏度低，渗透压大，对扩充血容量效果好，主要采用静脉滴注给药方式。

41. D　解析：狂犬病人免疫球蛋白仅用于肌内注射，人凝血酶原复合物与人血白蛋白仅用于静脉滴注，乙肝人免疫球蛋白有肌内注射和静脉注射两种剂型。

42. D　解析：人纤维蛋白原为蛋白质类药物，虽然含有3%的盐酸精氨酸作为稳定剂，但溶解后仍容易降解和变质，应溶解后尽快使用。

43. C　解析：合并病毒感染者应联合使用抗病毒药，不是联合使用抗菌药物的指征。

44. C　解析：根据题目描述，患者的反应为双硫仑样反应。双硫仑样反应最常见的是使用头孢类药物后饮酒导致的。

45. C　解析：急性腹膜炎的致病菌一般为革兰阴性菌以及厌氧菌，故此题对应答案为C。

46. A　解析：两性霉素B的肝毒性较大，对肝有损伤，肝功能减退患者应避免使用。

47. C　解析：四环素可透过胎盘屏障进入胎儿体内，引起胎儿牙齿变色以及抑制胎儿骨骼生长，妊娠期妇女患者应避免使用。

48. C　解析：注射用红花黄色素具有活血化瘀、通脉止痛的功效，有研究表明注射用红花黄色素与0.9%氯化钠注射液配伍6小时内其不溶性微粒数符合药典规定，而与其他溶媒配伍后不溶性微粒数超出规定范围，故认为注射用红花黄色素宜采用0.9%氯化钠注射液为稀释溶媒，且应在调配后6小时内使用，与说明书保持一致。

49. B　解析：5%葡萄糖注射液pH为3.2～6.5，偏酸性，舒血宁注射液具有扩张血管、改善微循环的功效，稳定性研究结果建议舒血宁注射液应与

5%葡萄糖注射液配伍，并应在1.5小时内使用。

50. D　解析：康艾注射液中有效成分为黄芪、人参、苦参素，参芪扶正中有效成分为党参、黄芪，艾迪注射液则为斑蝥、人参、黄芪、刺五加等复合制剂，这3种注射剂有效成分多有重复，任意2种联用均属不合理联用。参麦注射液中加入氯化钾注射液，不溶性微粒超过了注射标准，参麦注射液禁与其他药物混合滴注，且不能与存在配伍禁忌的药物联合使用。

二、多选题

1. ABC　解析：伊立替康为中度催吐风险的抗肿瘤药物。

2. BCD　解析：多烯磷脂胆碱注射液严禁用电解质溶液（生理氯化钠溶液，林格液等）稀释。若要配制静脉输液，只能用不含电解质的葡萄糖溶液稀释（如：5%/10%葡萄糖溶液，5%木糖醇溶液）。

3. BD　解析：阳离子可与脂肪乳剂表面的负电荷结合，使脂肪颗粒互相靠近，发生聚集和融合，阳离子的浓度和价数越高，对脂肪乳的破乳作用越大，故应控制肠外营养液中一价阳离子浓度不高于150mmol/L，二价阳离子浓度不高于10mmol/L。同时，为避免生成磷酸氢钙沉淀，宜控制钙、磷浓度乘积小于72mmol/L。

4. ABC　解析：维生素C水溶液主要以烯醇式存在，其分子中有呈酸性的连二烯醇结构。碳酸氢钠注射液呈弱碱性，两者混合发生酸碱中和反应；三磷酸腺苷二钠注射液的pH在8~11时稳定，维生素B$_6$水溶性的吡哆醛的盐酸盐，pH范围是3~4，两者的配伍可能会因酸碱反应产生沉淀；呋塞米为一弱酸强碱盐，pH为8.5~10，禁止与酸性液配伍使用，5%葡萄糖注射液pH 3.5~5，两药配伍可生成呋喃苯胺酸沉淀。

5. CD　解析：乳酸钠林格注射液和复方氯化钠注射液都含有钙离子，与头孢曲松配伍可生成头孢曲松钙沉淀。

6. ABCD　解析：PPIs类药物存在亚磺酰基苯并咪唑环结构，在水溶液中稳定性较差，容易受溶液pH影响，一般来说，质子泵抑制剂在碱性溶液中相对稳定，而在酸性溶液中容易分解，出现变色、浑浊且产生沉淀物质。

7. ABCD　解析：参考糖皮质激素冲击治疗期间注意事项。

8. ABD　解析：低蛋白血症符合人血白蛋白注射液使用指征要求为（低于30g/L），人血白蛋白注射液临床用量大，价格较贵，必须严格把握使用适应证。

9. ABC　**解析：** 根据肾功能减退患者应用抗菌药物的基本原则，首先尽量避免使用肾毒性抗菌药物，确有应用指征时，严密监测肾功能情况。其次根据感染的严重程度、病原菌种类及药敏试验结果等选用无肾毒性或肾毒性较低的抗菌药物。最后，使用主要经肾排泄的药物，须根据患者肾功能减退程度以及抗菌药物在人体内清除途径调整给药剂量及方法。

10. ABCD　**解析：** 生脉药品说明书中的适应证包括①心力衰竭，包括急性心力衰竭、慢性心力衰竭和难治性心力衰竭。②缺血性心脏病，包括冠心病心绞痛和急性心肌梗死。③肿瘤的支持治疗和化疗辅助用药。④休克。⑤缺血性中风。⑥病毒性心肌炎。⑦低血压。此外，生脉注射剂对糖尿病肾病及周围神经病变、慢性阻塞性肺疾病、缓慢性心律失常也有一定疗效。以上适应证的中医证候均应属于气阴两虚证。

三、案例题

案例1

【处方分析】 右雷佐生用量不适宜。该患者肝肾功正常，右雷佐生与多柔比星推荐剂量比为10∶1，应减少右雷佐生的用量至500mg。

案例2

【处方分析】 溶媒选择不适宜，未开具灭菌注射用水。维迪西妥单抗应先使用灭菌注射用水复溶，每瓶（60mg）需用6ml灭菌注射用水，复溶后浓度为10mg/ml，再稀释至250ml含有0.9%氯化钠或5%葡萄糖的输液袋中。该医嘱应再开具灭菌注射用水12ml用于药物的溶解。

案例3

【处方分析】 该处方中脂溶性维生素注射液（Ⅱ）适用于成人及11岁以上儿童，11岁以下的儿童建议使用脂溶性维生素注射液（Ⅰ）。另外该处方热氮比为172.3，比最适热氮比（100～150）∶1偏高，热氮比过高时可能会导致高血糖和肝脏脂肪浸润等代谢并发症的发生。建议将处方中的脂溶性维生素注射液（Ⅱ）改为脂溶性维生素注射液（Ⅰ），另可考虑根据患者的疾病状态对热氮比做适当的调整，以使三大营养物质在体内能得到充分合理的应用。

案例4

【处方分析】 该处方中二价阳离子浓度为10.9mmol/L，偏高。阳离子可中和脂肪颗粒上的磷脂的负电荷，使脂肪颗粒互相靠近，容易造成脂肪乳微粒的聚集，使脂肪乳微粒增大，破坏脂肪乳和肠外营养液的稳定性。另外该处方热氮比为92.4∶1，比最适热氮比（100～150）∶1偏低，热氮比过低时氨基酸起不到合成蛋白质的作用，而是作为能量被消耗，造成氨基酸的浪费。为保证制剂的稳定性，建议根据患者的疾病状态减少葡萄糖酸钙或硫酸镁的用量，使二价阳离子的浓度不高于10mmol/L。对于热氮比偏低，可结合患者的需求和考虑做适当的调整，使三大营养物质都能得到充分的利用。

案例5

【处方分析】艾司奥美拉唑含亚磺酰基苯并咪唑环结构，对pH的依赖性很强，在酸性水溶液中稳定性很差，容易发生分解或聚合反应，导致变色、浑浊或沉淀物产生。5%葡萄糖注射液pH在3.5～5.5，呈酸性。因此不宜与艾司奥美拉唑配伍。建议溶媒改用0.9%氯化钠注射液100ml。

案例6

【处方分析】患者老年男性，经评估，患者存在NSAIDs相关胃肠道损伤中等风险，有联合使用PPIs护胃指征，但应首选口服给药。仅当患者不适宜口服时才考虑静脉给药。

案例7

【处方分析】患者急性原发性肾上腺皮质减退症引起肾上腺危象，治疗应首选内源性GCs，如氢化可的松注射液；给药剂量不适宜，建议首选氢化可的松注射液100mg，iv，首日予以10mg/h静脉泵注治疗，次日改用氢化可的松注射液100mg，ivgtt，qd，直至病情稳定后转口服。

案例8

【处方分析】维生素K静脉注射速度过快容易引起心动过速、低血压等不良反应，用于静脉注射需要明确缓慢注射（不超过1mg/min）或改用肌内注射；人纤维蛋白原主要用于纤维蛋白原缺乏性凝血障碍，而患者因使用华法林过量引起的凝血功能障碍，应首选人凝血酶原复合物：该药品包含凝血因子Ⅱ、Ⅶ、Ⅸ、Ⅹ，四种维生素K依赖性凝血因子，适用于华法林相关的急性出血性凝血功能障碍治疗。

案例9

【处方分析】疝修补术属于清洁手术，一般不应预防用抗菌药物。但此患者属于高龄患者，符合围手术期预防用抗菌药物的指征。抗菌药物预防性使用时间应在术前0.5～2小时，然而此患者术前未用药，术后使用抗菌药物，且使用了2天。故该处方的问题是给药时机不适宜。应术前给予患者头孢呋辛。

案例10

【**处方分析**】用法用量中，稀释比例不适宜，艾迪注射液说明书要求溶媒为400～450ml，该处方所用溶媒量是250ml，导致药物浓度过高，易出现不良反应，还有些临床医师在考虑疾病原因、患者特质时担心输液量过多，从而减少溶媒体积，进而导致因稀释比例不适宜造成药物浓度过高。临床中应根据中药注射剂说明书规定选择合适的溶媒体积，不可随意改变溶媒用量，避免对患者造成伤害。建议溶媒量调整为450ml。

模拟试卷二参考答案

一、单选题

1．C　**解析：**顺铂使用前无需使用维生素B_6预防神经毒性。

2．C　**解析：**铂类化合物中，顺铂和卡铂均是高度催吐风险的化疗药，奥沙利铂是中度催吐风险的化疗药。

3．D　**解析：**蒽环类药物容易引起心脏毒性。

4．D　**解析：**红霉素不是抗肿瘤的抗生素。

5．D　**解析：**右雷佐生的适应证为减少多柔比星引起的心脏毒性的发生率和严重程度。在给予多柔比星药物前30分钟静脉输注右雷佐生。

6．D　**解析：**疏嘌呤为抗代谢类抗肿瘤药物。

7．B　**解析：**抗肿瘤抗生素包括蒽环类抗生素（阿霉素等）。

8．C　**解析：**甲氨蝶呤是叶酸拮抗剂，属于抗代谢抗肿瘤药。

9．C　**解析：**阿糖胞苷是抗代谢类抗肿瘤药。

10．A　**解析：**在治疗严重感染或难治性感染时，头孢哌酮/舒巴坦的每日剂量可增加到8g，舒巴坦每日推荐最大剂量为4g。肾功能明显降低的患者（肌酐清除率<30ml/min）舒巴坦清除减少，应调整头孢哌酮/舒巴坦的用药方案。

11．D　**解析：**肠外营养中有两大能供系统，葡萄糖和脂肪乳。若脂肪乳供能大于非蛋白供能的60%，患者容易发生脂肪超载。

12．C　**解析：**根据抗菌药物的药代动力学特征，喹诺酮类药物莫西沙星注射液半衰期长，一日一次给药频率即可。

13．C　**解析：**地塞米松属于长效糖皮质激素类药物，对HPA轴抑制明显，长期使用对儿童的机体发育、生长不利。

14．B　**解析：**肠外营养的禁忌证包括胃肠道功能正常并能获得足量营养者，估计进行肠外营养治疗治疗少于5天者，心血管功能紊乱或严重代谢紊乱尚未控制或纠正的患者等。

15．A　**解析：**非蛋白质热卡指的是脂肪与碳水化合物产生的能量，是肠外营养中主要的能量物质。

16．C　**解析：**常用的肝用氨基酸有复方氨基酸注射液（3AA）、复方氨基酸注射液（6AA）、复方氨基酸注射液（20AA）等，复方氨基酸注射液（9AA）属于肾用氨基酸。

17. D　**解析：** 为避免磷酸氢钙沉淀的生成，在选用钙磷制剂时，建议选用有机钙（如葡萄糖酸钙）和有机磷（如甘油磷酸钠）制剂，并控制钙、磷浓度乘积始终小于72mmol/L。维生素C容易降解成草酸与钙生成草酸钙沉淀，特殊情况需输注大剂量的维生素C时应单独输注。

18. A　**解析：** 糖脂比是指葡萄糖和脂肪乳提供的热量的比值，一般为（1~2）：1，某些疾病如呼吸衰竭和肿瘤患者等可适当增加脂肪乳的用量，但脂肪占比不宜超过60%。

19. C　**解析：** 氨基酸在肠外营养液中具有缓冲和调节pH的理化特性，能抵消低pH的葡萄糖溶液对脂肪乳剂的破坏作用，为保证脂肪乳剂和肠外营养液的稳定性，肠外营养液中的氨基酸浓度不应低于2.5%。

20. B　**解析：** 在发热、严重烧伤、严重腹泻等状态下机体对水的需求量增加，在创伤急性期后的水肿、少尿型肾衰竭、心力衰竭等状态下需求量减少。

21. A　**解析：** 冷藏贮存阿昔洛韦会产生沉淀，沉淀在室温下即可溶解。

22. D　**解析：** pH接近中性范围时降解速率通常较缓慢

23. B　**解析：** 脂肪乳剂是油水混悬制剂，是不稳定体系，加入电解质易产生破乳。脂溶性维生素注射液可与脂肪乳静脉注射液配伍。

24. C　**解析：** 奥美拉唑分子结构具有亚磺酰基苯并咪唑，呈弱碱性，溶液中的稳定性受pH、金属离子、温度和光线等多种因素影响。维生素B_6含有酚羟基，pH为3~4，呈弱酸性，奥美拉唑在酸性条件下易降解，降解产物为砜化物和硫醚化物，溶液逐渐变色，出现浑浊，甚至产生沉淀。分解产物的颜色随着pH的降低，可以出现淡紫色、蓝紫色、淡紫红色、淡红色、紫色、淡黄色、深褐色、茶黑色等。

25. D　**解析：** 三磷酸腺苷二钠注射液的pH在8~11时稳定，维生素B_6水溶性的吡哆醛的盐酸盐，pH范围是3~4，两者的配伍可能会因酸碱反应产生沉淀，不建议三磷酸腺苷二钠注射液与维生素B_6注射液配伍。

丁二磺酸腺苷蛋氨酸是由丁二磺酸和丁二磺酸腺苷氨酸组成的偏酸性药物，其专用溶剂成分包括盐酸赖氨酸、氢氧化钠和注射用水，pH为9.5，注射用丁二磺酸腺苷蛋氨酸用专属溶剂溶解后再溶解于5%葡萄糖注射液中，混合后pH为7.4，不应与碱性溶液或含钙溶液混合。多烯磷脂酰胆碱注射液含大量不饱和脂肪酸基，为弱碱性的黄色澄清液体，pH为7.6，注射用丁二磺酸腺苷蛋氨酸和多烯磷脂酰胆碱注射液连续滴注，输液管中的药物会变为白色浑浊。

地塞米松磷酸钠注射液含有磷酸根离子，容易合成葡萄糖酸钙注射液中的钙离子螯合生成微小的磷酸钙沉淀，两药不宜联用。

26．B　**解析**：β-内酰胺类抗菌药物的分子中β-内酰胺环是母体，该环在水溶液中极不稳定，容易发生分解反应。青霉素类和头孢菌素类药物对溶媒pH敏感，若酸碱度不合适，容易导致药物发生水解反应。

27．D　**解析**：胞磷胆碱的化学结构中含有磷酸根，易与葡萄糖酸钙注射液中钙离子生成不溶性的螯合物。

28．C　**解析**：根据PPIs的上市时间、药效学、药动学及经济性的差异可分为两代。其中奥美拉唑、兰索拉唑，泮托拉唑属第一代PPIs。

29．B　**解析**：注射用兰索拉唑主要通过静脉滴注给药：通常成年人一次30mg，用0.9%氯化钠注射液100ml溶解后静脉滴注使用。

30．D　**解析**：雷贝拉唑其主要经过非肝药酶途径代谢，因此对CYP2C19依赖性最低；同样PPIs对CYP2C19抑制能力与代谢依赖程度成正比，雷贝拉唑也是最弱。

31．A　**解析**：大部分口服PPIs均可用于Hp根治术治疗，但不建议使用PPIs注射剂进行治疗，PPIs注射剂均无适应证用于Hp治疗。

32．D　**解析**：地塞米松磷酸钠注射液虽然具有退热作用，但也存在许多不良反应，如引起消化道不适，引起血糖、血压升高，诱发感染加重等，所以退热不属于地塞米松注射液适应证范围，建议改用NSAIDs类药物如布洛芬混悬液或对乙酰氨基酚口服溶液作为退热剂。

33．D　**解析**：氢化可的松注射液辅料中含有50%乙醇，直接静脉注射或静脉滴注溶液浓度过高可引起疼痛感，严重者可能引起溶血发生，因此，使用前需要充分稀释25倍体积后缓慢滴注。

34．C　**解析**：可的松化学结构C_1与C_2位点引入双键，可转变为泼尼松。

35．B　**解析**：倍他米松抗炎作用约为氢化可的松的35倍，属于强效糖皮质激素。

36．D　**解析**：GCs混悬液，不可静脉用药，否则可能引起毛细血管栓塞，常用于肌肉、关节、腱鞘内、关节腔及关节周围软组织局部注射用药。

37．B　解析：静注人免疫球蛋白不宜与氯化钠等强电解质配伍，可降低药物稳定性，发生盐析作用，引起蛋白质聚集并沉淀。因此临床上建议使用5％葡萄糖注射液稀释以及冲管。

38．C　解析：凝血酶冻干粉主要用于创面或手术切口的局部止血，该药品严禁经大血管注射给药，否则可引起广泛血管内凝血等严重性不良反应发生。

39．A　解析：人凝血因子Ⅷ参与血液凝固过程的各种蛋白质组分。在血友病中，患者主要患有甲型血友病，该疾病与凝血因子Ⅷ缺乏相关。

40．D　解析：血浆成分中大部分是水，而血浆蛋白是血浆中多种蛋白质的总称，所占含量在65～85g/L。

41．C　解析：IgG功能特点可参与二次免疫应答，IgE其功能特点可参与介导Ⅰ型超敏反应、抗寄生虫。

42．B　解析：碳青霉烯类抗生素是抗菌谱最广、抗菌活性最强的非典型β-内酰胺抗生素。常见药物主要有亚胺培南、美罗培南、厄他培南等等。

43．D　解析：开放性骨折清创内固定术属于清洁–污染手术（Ⅱ类切口）。根据手术切口类别进行预防性应用抗感染药物的原则，开放性骨折清创内固定术需要预防性应用抗生素。

44．D　解析：两性霉素B有较强的刺激性，滴注速度宜慢，并要避免外渗。滴注时间应控制在6小时以上。

45．A　解析：预防使用抗菌药物管理规范中指明，Ⅰ类切口手术确需使用抗菌药物时，使用时间不得超过24小时。

46．B　解析：不同程度的肾功能不全患者，其原型药物利奈唑胺的药代动力学性质不发生改变。无论肾功能如何，患者都能获得相似的利奈唑胺血浆药物浓度，因此应用利奈唑胺时无须对肾功能不全的患者调整剂量。

47．D　解析：肾康注射液静脉滴注时，应严格控制滴注速度。首次用药，宜选小剂量，缓慢滴注。用药过程中，应密切观察用药反应，特别是开始30分钟。发现异常，立即停药，采取积极救治措施，救治患者。

48．A　解析：参麦注射液说明书规定给药途径为静脉滴注与肌内注射。参附注射液需用250～500ml溶媒稀释后使用，若未进行稀释直接静脉滴注，中药注射剂溶液中的微粒数随配伍浓度升高而增加，不溶性微粒数增加，可能引发静脉炎等不良反应。银杏内酯注射液给药途径只能静脉滴注，加入0.9%氯化钠注射液250ml或5%葡萄糖注射液250ml中稀释。

49. C　解析：丹参酮ⅡA磺酸钠注射液，静脉滴注40～80mg，用5%葡萄糖或氯化钠250～500ml稀释，一日1次。用药剂量和频次不对。丹参酮ⅡA磺酸钠注射液为钙离子拮抗剂，其溶液与重金属接触会发生类似蛋白质样变性反应，使溶液变黏稠。故禁与含镁、铁、钙等重金属的药物配伍使用。

50. D　解析：丹参川芎嗪注射液忌与碱性注射剂一起配伍使用，如注射用泮托拉唑钠、肌苷注射液、呋塞米注射液、苯巴比妥钠注射液，碳酸氢钠注射液、头孢拉定注射液、氨苄西林钠注射液等。

二、多选题

1. ABD　解析：为了防止发生严重的过敏反应，接受紫杉醇注射液治疗的所有患者应事先进行预防用药，通常在用本品治疗之前12及6小时左右给予地塞米松20mg，口服，或在用本品之前30～60分钟静脉滴注地塞米松20mg；苯海拉明（或其同类药）50mg，在用紫杉醇之前30～60分钟静脉注射或深部肌内注射，以及在注射本品之前30～60分钟给予静脉滴注西咪替丁（300mg）或雷尼替丁（50mg）。

2. AC　解析：根据《抗肿瘤药物临床应用管理办法（试行）》（国卫医函〔2020〕487号），第六条示：抗肿瘤药物临床应用实行分级管理。根据安全性、可及性、经济性等因素，将抗肿瘤药物分为限制使用级和普通使用级。

3. AB　解析：从药物制剂的角度考虑，维生素B₁注射液和弥可保注射液肌内注射或许较静脉注射更为安全。建议用法为肌内注射。

4. ABCD　解析：为保证患者使用肠外营养液的安全性和有效性，应结合患者的病情对肠外营养液的配伍、营养素的选择、用量及配比等进行审核。

5. ABCD　解析：光敏感药物包括硝苯地平、硝普钠、维生素A、维生素B、核黄素、叶酸、辅酶Q、呋塞米、氢化可的松、泼尼松、氯丙嗪、异丙嗪、阿霉素、两性霉素B等。光敏物质保存、给药时应避光。

6. BC　解析：根据每种PPIs说明书适应证要求，及《质子泵抑制剂临床应用指导原则（2020年版）》推荐意见只有奥美拉唑及艾司奥美拉唑具备上述适应证。

7. AB　解析：利福平、苯妥英属于CYP3A4强效诱导剂，可加快同样经过CYP3A4酶进行代谢的糖皮质激素代谢速率；红霉素与环孢素属于CYP3A4抑制剂，可减慢GCs代谢速率。

8. ABCD　**解析**：人凝血酶原复合物成分主要包括凝血因子Ⅱ、Ⅶ、Ⅸ、Ⅹ，四种维生素K依赖性凝血因子，临床主要用于治疗上述凝血因子单独或联合缺乏引起的疾病。

9. ABCD　**解析**：根据合理使用抗菌药物的原则，决定使用抗菌药物前，应留标本做细菌学涂片检查、细菌培养、分离病原体、并做常规药敏试验，作为抗菌药物选药依据，并根据抗菌药物的药代动力学特点，结合感染部位及药物浓度分布情况合理选择抗菌药物。

10. ABCD　**解析**：舒肝宁注射液推荐用法为成人每次10～20ml/d，10%葡萄糖注射液250～500ml稀释，静脉滴注；宜从较小剂量开始，成人40～60滴/分，儿童10～20滴/分；症状缓解后可肌内注射，2～4ml/d。舒肝宁注射液应即配即用，不宜长时间放置。舒肝宁注射液应单独静脉滴注或肌内注射，不宜与其他药物在同一容器中混合应用，在应用时间上也应适当间隔，并注意观察药物相互作用。

三、案例题

案例1

【**处方分析**】溶媒量不适宜。紫杉醇注射液要求稀释的最后输注液浓度为0.3～1.2mg/ml，此医嘱紫杉醇浓度超过要求，溶媒体积过小，应至少使用175ml溶媒稀释使用。

案例2

【**处方分析**】溶媒选择不适宜。尼妥珠单抗应使用0.9%氯化钠注射液250ml稀释。

案例3

【**处方分析**】（1）处方用药与临床诊断不相符。发热不是成人肠外营养的应用指征。

（2）该处方中组分配比不适宜，热氮比为76.2∶1，偏低，热氮比过低时氨基酸起不到合成蛋白质的作用，而是作为能量被消耗，造成氨基酸的浪费；糖脂比为0.6∶1，偏低，糖脂比过低，机体内部糖原分解及糖异生会增强，可能导致高脂血症和酮中毒；糖∶胰岛素为1.5∶1，偏低，有发生低血糖的风险。

（3）配伍不适宜。维生素C注射液与葡萄糖酸钙注射液不宜配伍。维生素C的化学性质不稳定，易降解为草酸，并与钙离子形成草酸钙沉淀，配制时维生素C不可与钙盐直接接触。

【干预建议】①建议临床医师完善临床诊断，完善后再判断该患者是否有肠外营养的应用指征。②可增加葡萄糖的用量或者减少脂肪乳的用量，建议通过其他途径输注胰岛素。③不推荐将额外（多种维生素制剂之外）的维生素C注射液加入TNA中，如需要应使用其他途径补充。

案例4

【处方分析】（1）该处方中组分配比不适宜，热氮比为403∶1，偏高，热氮比过高时则会导致高血糖和肝脏脂肪浸润等代谢并发症的发生。糖脂比为6.5∶1，偏高，糖脂比过高会加重已存在的应激高血糖，使糖代谢紊乱。

（2）该处方中电解质浓度不适宜，一价阳离子浓度为253.24mmol/L，偏高；二价阳离子浓度为17mmol/L，偏高。电解质浓度过高会使脂肪乳滴之间的负电位减小，引起乳粒的聚集直至破乳，进而影响TNA的稳定性。

（3）加入人胰岛素注射液，容易发生低血糖。

【干预建议】

（1）建议减少50%葡萄糖注射液的用量。

（2）建议减少10%氯化钠注射液和10%葡萄糖酸钙注射液的用量。

（3）不建议加入人胰岛素注射液，避免发生低血糖。

案例5

【处方分析】奥美拉唑为弱碱性药物，溶液pH在10~11，而维生素C注射液pH 5~7，偏酸性，二者配伍容易发生酸碱中和反应，导致药物降解，配制溶液出现变色、浑浊、沉淀。

案例6

【处方分析】倍他米松磷酸钠注射液说明书用法为肌内注射或静脉注射，无关节腔注射用法。另外倍他米松磷酸钠注射液为溶液剂，水溶性高，注射后容易吸收入血液，降低局部药物浓度，治疗时间短，不适合类风湿关节炎等慢性炎症的长期治疗，关节腔注射应选用复方倍他米松注射液。

案例7

【处方分析】静注人免疫球蛋白适用于重症感染引起的继发性免疫球蛋白减少，患者重症肺炎，推荐每天使用量200～300mg/kg，连续使用2～3天，患者日剂量不应超过15g。

案例8

【处方分析】头孢西丁为头霉素类抗感染药物，适用于需氧和厌氧菌的混合感染，其抗菌谱已覆盖厌氧菌，不宜再联用抗菌谱为厌氧菌的甲硝唑，故此处方的问题是联合用药不适宜。应停用甲硝唑注射液。

案例9

【处方分析】疱疹性咽峡炎是由肠道病毒引起的以急性发热和咽峡部疱疹溃疡为特征的急性传染性咽峡炎，临床主要是对症以及抗病毒治疗，不宜使用抗菌药物。

案例10

【处方分析】《中药注射剂临床使用基本原则》指出中药注射剂应单独使用，禁忌与其他药品混合配伍使用。生脉注射液与胰岛素可能存在配伍禁忌，同时胰岛素成分复杂一般也不建议混合滴注，除说明书明确规定可以与胰岛素配伍的药物以外，其他药物均不可与胰岛素配伍使用。建议胰岛素另外单独成组使用。

模拟试卷三参考答案

一、单选题

1. B　**解析**：本品不应与阿扎那韦合用。

2. B　**解析**：本品严禁用电解质溶液稀释；由于本品中含有苯甲醇，新生儿和早产儿禁用。

3. C　**解析**：本品为酸性药物，不宜与碱性药物（如肌苷、氨茶碱、碳酸氢钠等）配伍，以免影响药物的稳定性或降低疗效。本品具有较强的还原性，与有氧化性的维生素K_1配伍，可发生氧化还原反应，使两者疗效减弱或消失。

4. A　**解析**：紫杉醇注射液浓缩注射剂在滴注前必须加以稀释。与铂化合物联合使用时，应当先用紫杉醇注射液。细胞色素P450同工酶CYP2C8和CYP3A4促进本品的代谢，本品与细胞色P450同工酶CYP2C8和CYP3A4的已知底物、诱导剂或抑制剂合用时，会影响紫杉醇的药代动力学。

5. A　**解析**：本品只能用5%葡萄糖注射液溶解和稀释，与其他溶媒配伍可能会发生脂质体聚集；本品溶解后，在室温25℃和室内灯光下24小时内稳定。

6. C　**解析**：静脉滴注时间应在30分钟以上。

7. B　**解析**：推荐剂量为$3mg/m^2$，用50～250ml 0.9%氯化钠注射液或5%葡萄糖注射液溶解稀释后静脉输注，给药时间15分钟。体外试验未发现与华法林有相互作用。

8. B　**解析**：肠外营养液中通常会加入人体每天必需摄入的营养素钙和磷，当钙和磷达到一定浓度时，会生成肠外营养液中最危险的结晶性磷酸氢钙（$CaHPO_4$）沉淀。为避免磷酸氢钙沉淀的生成，在选用钙磷制剂时，建议选用有机钙（如葡萄糖酸钙）和有机磷（如甘油磷酸钠）制剂，并控制在钙、磷同时存在时钙磷离子的浓度乘积始终小于72mmol/L。

9. C　**解析**：TNA的最终pH会影响脂肪乳的稳定性，随着pH的降低，Zeta电位逐渐减小，脂肪乳剂将趋于不稳定。当pH＜5时，脂肪乳粒之间的排斥力减弱而出现凝聚，脂肪乳的稳定性受到不同程度的破坏。而pH偏高时，葡萄糖与氨基酸混合会发生褐变反应，钙制剂与磷制剂易产生钙磷沉淀，维生素C易降解产生草酸盐沉淀，维生素B_1、维生素B_2、维生素B_6等结构易被破坏而失效，宜控制TNA的pH在5～6。

10. A　解析：一般来说，健康成人对氨基酸的需要量是0.8～1.0g/（kg·d），也应根据患者的体重和临床情况来定，例如明显的蛋白丢失、严重分解代谢、重度营养不良时需要较多的氨基酸，而肝肾功能不全的患者则需要限制氨基酸的用量。

11. D　解析：为保证肠外营养液的稳定性，葡萄糖在TNA中的浓度宜控制在3.3%～23.0%。

12. B　解析：丙氨酰谷氨酰胺不得作为肠外营养中唯一的氨基酸来源，应与复方氨基酸合用，其给药剂量一般为1.5～2.0ml/（kg·d），它所供给的氨基酸量不应超过全部氨基酸供给量的20%，且在混合液中的最大浓度不应超过3.5%。

13. B　解析：将胰岛素加入TNA中不利于血糖的控制，如需在TNA中加入胰岛素时，一般葡萄糖（g）与胰岛素（IU）的比值为（5～10）：1。

14. C　解析：如患者是通过外周静脉置管（PVC）输注，肠外营养液的渗透压应不高于900mOsm/L，渗透压高于900mOsm/L时，应通过中心静脉置管（CVC）输注。

15. D　解析：为确保肠外营养液的稳定性，TNA中总的氨基酸浓度不应低于2.5%。

16. D　解析：大剂量甲氨蝶呤应用时，必须应用亚叶酸进行解救。亚叶酸是四氢叶酸酯的衍生物，可与甲氨蝶呤竞争进入细胞内。这种"亚叶酸解救"可在大剂量甲氨蝶呤应用时保护正常组织细胞免受损害。

17. C　解析：环磷酰胺在体外无活性，进入体内后，在肝微粒体酶催化下分解释出烷化作用很强的氯乙基磷酰胺（或称磷酰胺氮芥），而对肿瘤细胞产生细胞毒作用。

18. A　解析：吡柔比星可静脉注射、动脉注射、膀胱灌注。

19. D　解析：贝伐珠单抗是通过特异性与VEGF结合，阻断VEGF与VEGFR结合，阻断血管生成的信号传导途径，抑制肿瘤新生血管形成，从而抑制肿瘤细胞生长、发挥抗肿瘤作用。

20. A　解析：紫杉醇脂质体只能用5%葡萄糖注射液溶解和稀释，不可用生理盐水或其他溶液溶解、稀释，以免发生脂质体聚集。

21. C　解析：早发性腹泻（在静滴盐酸伊立替康时或结束后的短时间内

发生）是因为胆碱能作用所致，它通常是暂时性的，很少为严重性的。对使用盐酸伊立替康时或结束后短时间内出现胆碱能综合征的患者静脉内或皮下注射0.25~1mg（总剂量≤1mg/d）的阿托品（除非有使用禁忌证）。迟发性腹泻（通常在使用本品24小时后发生，出现第一次稀便的中位时间为滴注后第5天）持续时间可能较长，可能导致脱水、电解质紊乱或感染，甚至为致命性的。一旦发生迟发性腹泻需要及时给予洛哌丁胺治疗。

22. B　**解析**：当卡瑞利珠单抗联合化疗给药时，应首先给予卡瑞利珠单抗静脉滴注，间隔至少30分钟后再给予化疗。

23. D　**解析**：心脏毒性是蒽环类药物主要的不良反应。

24. C　**解析**：TH方案正确给药顺序为先使用曲妥珠单抗，后用多西他赛。

25. D　**解析**：如患者在输注过程中出现恶心症状，可减慢输注速度。

26. B　**解析**：蔗糖铁注射液只能使用0.9%氯化钠注射液进行稀释。

27. B　**解析**：肾病型氨基酸包括9AA及18AA–Ⅸ两种。

28. C　**解析**：TNA中的一价阳离子浓度应≤150mmol/L。

29. D　**解析**：卡铂只能使用5%葡萄糖注射溶解和稀释。

30. B　**解析**：肝功能减退患者应避免使用两性霉素B，米卡芬净、左氧氟沙星及头孢他啶在肝功能减退患者中可按照原剂量使用。

31. D　**解析**：多西他赛为紫衫类抗肿瘤药物。

32. C　**解析**：静脉使用头孢曲松后能迅速弥散至间质液中，并保持对敏感细菌的杀菌浓度达24小时，因此一日只需给药一次。

33. B　**解析**：碳青霉烯类抗菌药物包括亚胺培南、美罗培南、比阿培南及厄他培南。

34. D　**解析**：结肠癌根治术为Ⅱ类切口，有预防使用抗菌药物的指征。

35. B　**解析**：亚胺培南在轻、中、重度肾功能减退时均需减量应用；庆大霉素及万古霉素在肾功能减退时应避免应用，确有指征应用时需在治疗药物浓度监测下或按内生肌酐清除率调整给药剂量；米卡芬净在重度肾功能不全患者的最大血药浓度（C_{max}）和AUC没有显著的改变，因此，肾功能减退患者中可按原剂量使用。

36. C　**解析**：联用卡马西平可提高GCs的代谢速率，因GCs主要通过CYP3A4酶进行代谢，卡马西平为CYP3A4诱导剂。

37. C　**解析**：舒肝宁注射液需使用10%葡萄糖注射液作为溶媒，生脉注射液及大株红景天注射液需使用5%葡萄糖注射液作为溶媒。

38.D　**解析**：注射用丹参多酚酸、鸦胆子油乳注射液及注射用红花黄色素仅推荐使用0.9%氯化钠注射液作为溶媒。

39.B　**解析**：静注人免疫球蛋白仅能使用5%葡萄糖注射液进行稀释，氯化钠可能引起蛋白质盐析而产生沉淀。

40.C　**解析**：营养不良不是人血白蛋白的适应证，人血白蛋白的分解产物缺乏合成其他蛋白质所需要的必需氨基酸（色氨酸和异亮氨酸），营养价值较低，不用于进行营养补充。

41.B　**解析**：预防使用抗菌药物管理规范中指明，Ⅰ类切口手术确需使用抗菌药物时，使用时间不得超过24小时。

42.C　**解析**：具有甲硫四氮唑结构的头孢菌素（包括：头孢哌酮、头孢曲松、头孢唑林、头孢拉定、头孢美唑、头孢米诺、拉氧头孢、头孢甲肟、头孢孟多、头孢氨苄、头孢克洛等）能抑制乙醇代谢，均可引起双硫仑样反应；此外，甲硝唑、呋喃唑酮、甲苯磺丁脲、氯磺丙脲等均可引起双硫仑样反应。

43.C　**解析**：紫杉醇注射液①在治疗前6及12小时分别给予地塞米松20mg口服或在用药前30～60分钟静脉滴注地塞米松20mg；②用药前30～60分钟静注或深部肌内注射苯海拉明（或其同类药）50mg以及静脉滴注西咪替丁300mg。紫杉醇脂质体：使用前30分钟，静脉注射地塞米松5～10mg；肌内注射苯海拉明50mg；静脉滴注西咪替丁300mg。多西他赛注射液：在多西他赛滴注一天前服用地塞米松，每天16mg（每日2次，每次8mg），持续3天。白蛋白结合型紫杉醇使用前无需进行预处理。

44.D　**解析**：因氢化可的松注射液含有50%乙醇，故必须充分稀释至0.2mg/ml（稀释25倍）后供静脉滴注，需用大剂量时应改用不含乙醇的氢化可的松琥珀酸钠。

45.B　**解析**：头孢曲松可用0.9%氯化钠注射液、5%葡萄糖注射液及10%葡萄糖注射液等无钙静脉注射液配伍使用。复方氯化钠注射液中含0.033%氯化钙，钙离子可与头孢曲松形成不溶性沉淀，使输液逐渐变浑浊，形成沉淀或微粒，两者不可配伍使用。

46.B　**解析**：万古霉素应稀释至5mg/ml以下，输注时间应不少于60分钟，快速推注或短时内静脉滴注本药可使组胺释放出现红人综合征（面部、颈躯干红斑性充血、瘙痒等）、低血压等副作用。

47．A　**解析**：奥美拉唑与甲氨蝶呤合并用药时，可导致甲氨蝶呤水平增加；奥美拉唑可提高胃内pH，导致厄洛替尼及吉非替尼生物利用度下降，可能对药物疗效造成影响。

48．B　**解析**：紫杉醇类为周期特异性药物，主要作用于G_2期及M期。

49．D　**解析**：大部分PPIs均主要经过肝药酶CYP2C19及CYP3A4代谢。其中奥美拉唑、艾司奥美拉唑及泮托拉唑等主要经CYP2C19代谢，艾普拉唑主要经CYP3A4代谢。

50．C　**解析**：紫杉醇注射液预处理方法：①在治疗前6及12小时分别给予地塞米松20mg口服或在用药前30~60分钟静脉滴注地塞米松20mg；②用药前30~60分钟静注或深部肌内注射苯海拉明（或其同类药）50mg以及静脉滴注西咪替丁300mg。奥美拉唑不用于紫杉醇注射液预处理。

二、多选题

1．BCD　**解析**：奥沙利铂的可用溶媒为5%葡萄糖注射液。红霉素、水杨酸盐、格拉司琼、紫杉醇和丙戊酸钠等药物不影响奥沙利铂与血浆蛋白的结合。

2．ABD　**解析**：本品先用注射用水溶解，再用0.9%氯化钠注射液和5%葡萄糖注射液稀释到2~5mg/ml。

3．ABC　**解析**：常用的有小儿复方氨基酸注射液（18AA–Ⅰ）、小儿复方氨基酸注射液（18AA–Ⅱ）、小儿复方氨基酸注射液（19AA–Ⅰ）等。

4．ABCD　**解析**：可被机体利用的碳水化合物主要包括甘油、山梨醇、葡萄糖、果糖、蔗糖等，目前应用最为广泛的为葡萄糖，因其既经济又易被人体利用和监测，而且其具有较高的可利用热量，因此目前肠外营养液中最主要的非蛋白能量来源是葡萄糖注射液。

5．ABCD　**解析**：铂类常见不良反应为肾毒性、耳毒性、神经性毒性、骨髓抑制、恶心、呕吐等。低镁血症及低钙血症可在顺铂治疗或停药后发生。

6．ABCD　**解析**：以上药物的说明书均要求输注时须通过带有过滤器的输液器给药，输液器应使用0.2μm或0.22μm过滤器。

7．ACD　**解析**：注射用紫杉醇脂质体只能使用5%葡萄糖注射液溶解和稀释，以免发生脂质体聚沉。其余药物均要求使用0.9%氯化钠注射液作为溶媒。

8. ABD　**解析：**不推荐在肠外营养液中加入其组成成分之外的其他药品，因此两性霉素、维生素C注射液及蔗糖铁注射液均不允许加入到肠外营养液中。

9. ACD　**解析：**药物主要由肝脏清除，肝功能减退时清除明显减少，但并无明显毒性反应发生，肝病患者仍可正常应用抗菌药物，但需谨慎，必要时减量给药，治疗过程中需严密监测肝功能。

10. ABCD　**解析：**上述药物见光易分解，使用时应避光输注。

三、案例题

案例1

【处方分析】

西妥昔单抗联合化疗是晚期结直肠癌治疗的一线方案，但研究表明，*KRAS*基因型是决定转移性结直肠癌抗*EGFR*靶向治疗（西妥昔单抗）是否耐受的重要预测因子。*KRAS*野生型患者可从化疗联合西妥昔单抗治疗中获益，而*KRAS*突变型患者通常对西妥昔单抗耐药。该患者诊断为乙状结肠癌多发转移，基因测序结果表明存在*KRAS pG12C*突变，西妥昔单抗有效率较低，不建议加用西妥昔单抗。

案例2

【处方分析】患者诊断为卵巢高级别浆液性癌，术后使用紫杉醇联合卡铂进行治疗。紫杉醇由于水溶性较差，需要加入助溶剂聚氧乙烯蓖麻油，而聚氧乙烯蓖麻油极易引起过敏性反应，紫杉醇本身也可能引起过敏，文献报道紫杉醇注射液的过敏反应发生率约为39%，其中严重过敏反应发生率约为2%。

为了防止发生严重的过敏反应，接受紫杉醇治疗的所有患者均应预先行抗过敏处理。药品说明书及相关指南推荐可采用地塞米松20mg，口服，通常在用紫杉醇化疗前12小时及6小时各口服20mg，或地塞米松10～20mg稀释于100ml 0.9%氯化钠注射液，于化疗前30分钟静脉滴注。同时，化疗前30分钟应给予组胺H_1受体拮抗剂苯海拉明50mg肌内注射，H_2受体拮抗剂西咪替丁300mg或雷尼替丁50mg静脉注射。西咪替丁或雷尼替丁用于紫杉醇用药前的预处理，主要目的在于预防过敏反应以及可能出现的低血压，并非为了减轻紫杉类药物本身以及使用地塞米松后可能导致的胃酸分泌增加等胃肠道不适。因而，使用PPI及其他抑酸药物代替H_2受体拮抗剂是不适宜的。

案例3

【处方分析】盐酸莫西沙星氯化钠注射液属于喹诺酮类抗菌药物，由于氟喹诺酮类药物会引起关节（特别是负重关节）、软骨病变，表现为急性关节炎（关节肿、活动受限），因此禁用于18岁以下患者。该患者仅11岁，为避免对患者软骨发育造成影响，应避免使用莫西沙星，推荐将莫西沙星更改为β–内酰胺类抗菌药物进行抗感染治疗。

案例4

【处方分析】患者诊断为宫颈癌，拟行全子宫+双附件切除术，手术切口类型为Ⅱ类切口，有预防用药指征。围术期预防用药主要针对革兰阴性杆菌、肠球菌属、B组链球菌及厌氧菌，可考虑使用的抗菌药物包括第一、二代头孢菌素±甲硝唑或头霉素类。该患者术前用药选择拉氧头孢及甲硝唑，拉氧头孢为氧头孢烯类抗菌药物，用于围术期预防用药无相应循证医学证据支持，药品选择不合理，且由于拉氧头孢为广谱抗菌药物，抗菌谱覆盖革兰阴性菌、革兰阳性菌及厌氧菌，无需联合甲硝唑使用。鉴于患者既往有青霉素过敏史，可选择单用与青霉素交叉过敏程度低的头霉素（头孢米诺）类作为预防用药。

案例5

【处方分析】（1）处方用药与临床诊断不相符。发热不是成人肠外营养的应用指征。

（2）脂肪乳是一种溶胶液体，适量电解质利于溶胶带电、形成足够大电动电势，但过多电解质又是引起溶胶不稳定性的原因之一。TNA中一价阳离子浓度应小于150mmol/L，未经稀释的浓电解质溶液不应与脂肪乳直接接触。该处方中一价阳离子浓度为206.3mmol/L，偏高，不利于TNA的稳定性。

案例6

【处方分析】（1）处方用药与临床诊断不相符。皮肤过敏不是成人肠外营养的应用指征。

（2）该处方中二价阳离子浓度为19.2mmol/L，偏高，不利于TNA的稳定性。电解质浓度过高会使脂肪乳滴之间的负电位减小，引起乳粒的聚集直至破乳，进而影响TNA的稳定性，二价阳离子比一价阳离子影响更大，且随加入二价阳离子浓度增大对TNA稳定性的影响也越大。《规范肠外营养液配制》

专家共识中提到：二价阳离子浓度应小于10mmol/L，未经稀释的浓电解质溶液不应与脂肪乳直接接触。

案例7

【处方分析】兰索拉唑含亚磺酰基苯并咪唑环结构，在水溶液中稳定性较差，容易受溶液pH、温度、光线等因素影响，发生分解或聚合反应，导致变色、浑浊或沉淀物产生。5%葡萄糖注射液pH在3.5~5.5，呈酸性。不宜与兰索拉唑配伍，推荐使用溶媒为0.9%氯化钠注射液。

案例8

【处方分析】氢化可的松注射液辅料中含有50%乙醇，直接静脉注射或静滴溶液浓度过高可引起疼痛感，严重者可能引起溶血发生，因此，使用前需要充分稀释25倍体积后缓慢滴注。因此，需至少使用500ml的0.9%氯化钠注射液稀释后静脉滴注。

案例9

【处方分析】静注人免疫球蛋白溶液加入中性盐，如氯化钠等强电解质，可降低药物稳定性，发生盐析作用。氯化钠可破坏免疫球蛋白颗粒表面的水膜，以及中和蛋白颗粒表面电荷，引起蛋白质聚集并沉淀。因此临床上建议使用5%葡萄糖注射液稀释以及冲管。

案例10

【处方分析】复方苦参注射液主要有效成分是生物碱，生产过程中用氢氧化钠，醋酸调节溶液pH为7.5~8.5，而5%葡萄糖注射液pH为3.2~6.5，pH偏酸性，两者配伍使用，易引起注射液的酸碱度发生变化，致使有效成分析出形成沉淀。因此建议更换溶媒，改用0.9%氯化钠注射液进行配伍。